花精之友

應用手帖2

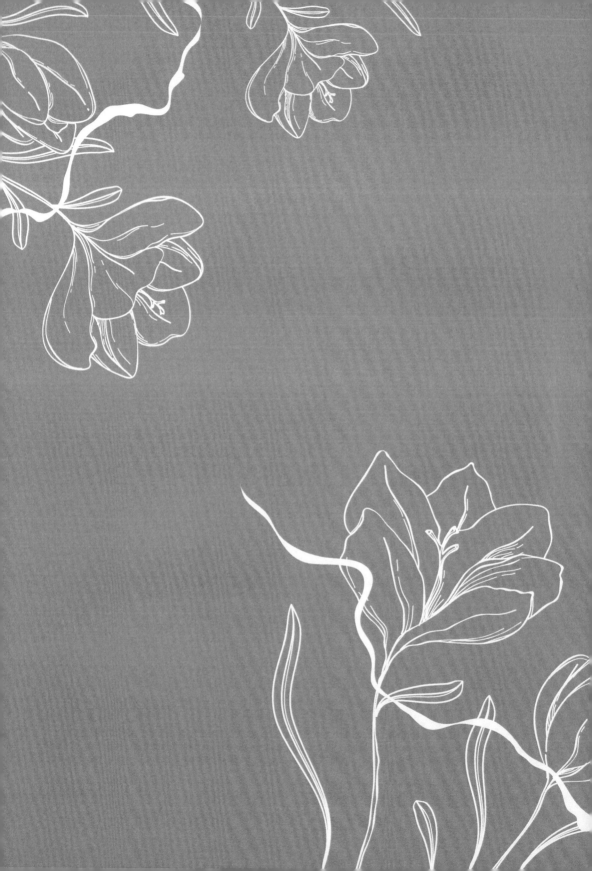

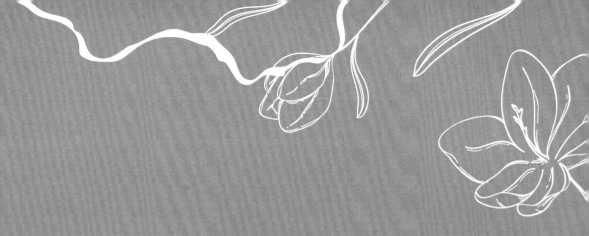

Blooming as a flower

Fresh as the dew

像一朵綻放的花

如露水一樣清新

將本書的花精能量獻給
崔玖教授、阿嬤、爺爺，與 Thầy Thích Nhất Hạnh

作者序
主編序 / 花精之友主持人 張之芃

　　我從 2007 年受到崔玖教授啟發而開始使用花精，多年來親自走訪歐美日各國中心學習花精，經歷過傳統的英國巴哈花精課程、北美花精 FES 的心理學與植物學的訓練、富士山花精的細緻冥想運用與蘭花花精的深層情緒與更高脈輪體驗，以及新穎的環境精素的風水運用等等。這 16 年來向諸位資深花精製作者們的學習，得以看見世界花精的深度與廣度。藉由這本書所收錄內容，很榮幸將這些年的研究與各位分享，讓大家得以了解製作者們的生命故事，以及他們如何開發世界各地的花精與精素。

　　花精之友 2018 年出版第一本《花精之友應用手帖》，隔年 2019 年出版《蘭花花精療癒全書》，隨後這本書的編輯過程，經歷了 2020 年起因全球疫情而讓世人身心起伏的幾年。記得疫情席捲世界的時候，正好是 PHI 洲際大地剛引進台灣的時候，PHI 當中就有幾個花精與精素專屬對應疫情所造成的恐懼能量，即時提供安定與保護的力量。蘭花花精也迅速對應世界時事搭配出新複方，可以淨化疫情對能量場的干擾。這些切合時事的花精，讓我們能以公益活動支持台灣的上百位醫護人員，也幫助許多花友的身心穩定。

　　兩本《花精之友應用手帖》收錄了國外與台灣多位花精製作者與療癒師們的故事，共有五大洲的世界花精、11 種品牌系列，總計 500 個花精與精素的介紹。為了幫助花友們了解與挑選世界花精，第一本《花精之友應用手帖》是品牌的基本介紹跟花精列表；這本《花精之友應用手帖 2》是更進一步提供製作者的個人故事、每個品牌的特別主題，以及近年因應世界需要而製出的新品資訊；《別冊》則是設計讓讀者可攜帶使用的靈擺圖與分類表，整理有情緒、情境與脈輪的 60 組花精分類，讓花友讀者可用於自我療癒、幫助親朋好友與協助服務個案。花精之友微笑歡迎你加入世界花精的一員。

如何使用《花精之友應用手帖 1+2》

· 從頭開始閱讀兩本手帖書，了解花精製作者與製作背景，對每一則花語有詳細認識。
· 從喜歡的花精品牌開始逐一閱讀，找到吸引自己的花圖或花語。
· 隨意翻開一頁，順從直覺選出吸引你的圖片與花語。
· 從別冊的「60 組主題分類」中尋找需要的花精。
· 以目錄與分類為索引，配合靈擺或肌力測試來選出適合的花精。

花精之友（Flower Essence Friends）是自 2012 年與許多花精老友一起聚會而開始，彼此相知相會多年，很開心在使用花精的路上有花精朋友同行，特別在當今我們面對著許多不確定的世界變動，更覺得學習、了解與推廣花精的特別使命。

我們歡迎任何想接觸和學習花精的新朋友、老朋友、療癒師與使用者加入，花精之友的三個心靈願景是：

心靈願景	說明	對應活動
自在企業	與工作夥伴、療癒師與花友們一起同行在幸福與正念的生命道路。	世界花精代理 花精救災公益服務
花精學習	提供花友多元的學習內容，學習覺察與情緒平衡。	花友共學與花精師聚會 花精讀書會與研究報導 花精專業課程 NGO 公益與企業課程 國外花精學旅團
接觸大地	連結自然神靈與人類之間的橋樑，讓地球永續美麗。	接觸大地連結自然神靈 戶外自然體驗與探索

　　本書要感謝合作多年製作者們，依照品牌引進到台灣的順序：Don Dennis、中沢あつ子、Melissa Jennifer Saayman、Tanmaya、富井清文、Andreas Korte；以及在書中分享經驗的 Dr. Adrian Brito- Babapulle、Rose Najia、瀚平老師與柳婷老師。

　　本書內容撰寫時經過許多朋友協助翻譯、編輯與整理：陳彥錞、王毓惠、李冠婕、鄭光廷、江佩芸、特約攝影師王竹君、編輯吳芳儀與楊孟芬，更要感謝台灣與世界各地的經銷夥伴與花友。有大家的支持才得以讓本書誕生，期待與大家繼續攜手學習與分享花精。

目錄 contents

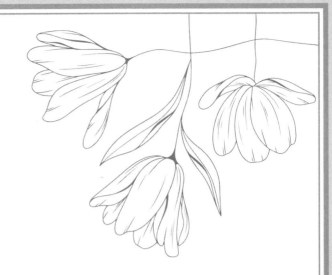

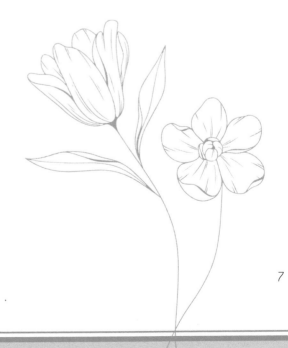

01
花精概論

01 花精療癒歷史與新一代精素製作法

早在幾十萬年前的雷姆利亞大陸的傳說中就有出現過「花精」，在亞特蘭提斯時代也曾經運用花朵來養護身心。當時的人類可以看到生物的以太能量振動，他們認為植物有特別的個性與生命力，並展現在花朵上，因此當時的人們已經會運用花精促使靈性進化並維持開悟狀態。

古埃及人會萃取花朵的香味與精油，或是採集花的露水用來增加能量振動。古希臘時期也曾將盛滿玫瑰花及水缽放置在舉辦儀式的房間中，用玫瑰花佈滿整個空間。有五千年歷史的阿育吠陀療法也會用玫瑰來進行療癒儀式。

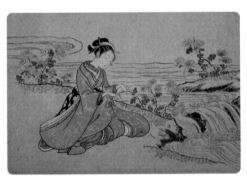

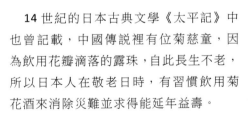

日本在重陽節會賞菊與品嚐菊花酒，圖為 18 世紀畫家鈴木春信的作品－見立菊慈童。
https://bunka.nii.ac.jp/heritages/detail/541155

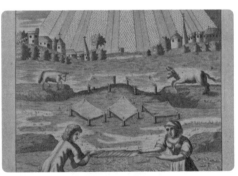

17 世紀《沈默之書》的圖中示意收集太陽與月亮的光，以及雲露之氣的能量並記錄在水中，花精的原初概念的花露水也是相似的製作方法。
https://www.loc.gov/resourcerbc0001.2017gen18432

14 世紀的日本古典文學《太平記》中也曾記載，中國傳說裡有位菊慈童，因為飲用花瓣滴落的露珠，自此長生不老，所以日本人在敬老日時，有習慣飲用菊花酒來消除災難並求得能延年益壽。

世界各國原住民也有運用花朵的自然療癒方法，例如：4 萬年前的澳洲原住民會收集晨露幫助人進入夢境，美洲原住民會徵詢花的許可來運用露水進行療癒。在 15 世紀的歐洲，鍊金術士在各國旅行，向原住民學習以缽收集露水，並選定特殊星象將行星能量導入露水中保存。

來到 1800 年代中期的義大利薩蕾諾地區（Salerno），當地居民會將玫瑰包裹於高山冰雪中，待其融化成雪水之後便分送給當地的村民；1900 年代在奧地利阿爾卑斯山卡林西亞（Carinthia）地區，因有不少具備療效的深井泉水，當地草藥師會感應個案需要哪種花，然後外出製作花精，加入泉水並讓個案在當天使用。

　　到了現代，花精系統的廣布則要歸功於 1930 年代英國的巴哈醫師（Dr. Edward Bach，也翻譯為巴赫或貝曲）在第一次世界大戰後研發出來 38 個巴哈花精。他發覺人若想要健康，除了身體功能運作之外，情緒與靈性的部分也必須被涵蓋進去。巴哈醫師發現當人感到疏離，或與生命目標失去連結時，就可能出現身體警訊。這是提醒人們需要改變、覺察出自己有哪些缺失，進而學習生命課題，完成這一生的真正使命。

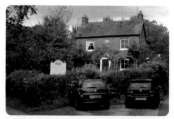
2012 年主持人拍攝於英國巴哈花精中心。

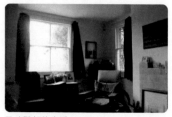
巴哈醫師的書房。

　　1980 年代之後，世界出現新一代花精與精素，有些花精製作方式延續使用巴哈醫師的日曬法或煮沸法，有些則演化出不同的製作方式。新一代花精與精素在功效説明、製程與核心思想，和製作者個人經歷與專業背景有著密切關係，例如研修過心理學的製作者，會在花精説明中帶入心理學領域的分類與分析邏輯；有文學背景的製作者，花語則帶著詩意；有靈修經驗的製作者則特別加入自己深度冥想的經驗；了解園藝與天文的製作者們，則對花朵的植物特性、製作時期的行星運行等細節會納入解釋。

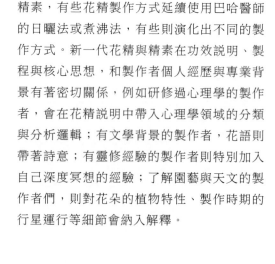

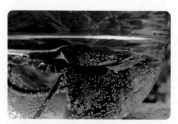
巴哈醫師製作法示意照片：
將花放在水缽中以日曬法製成花精。

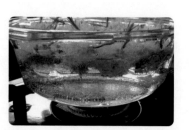
巴哈醫師製作法示意照片：通常選用野花或古老花園的花，也可以煮沸後製成花精。

M MOTHER TiNCTURE	S STOCK BOTTLE	C COMBiNATiON
母酊	市售瓶	個人調配瓶
製作者 製作出母酊	第一次稀釋 為架上市售的 原廠花精瓶	使用者或療癒師 可第二次稀釋 搭配成複方
少數會直接提供母酊型態		非順勢配方,不需要震盪

製出花精母酊(Mother Tincture)後,經過第一層稀釋並加入保存液(白蘭地酒、伏特加酒、醋或海鹽等),就是我們平常購買到的花精市售瓶(stock),使用者可再稀釋調配。也有幾款花精或精素會特別提供母酊能量的形式。

即使是同一種生物學名的植物,不同製作者所產出的花精也會有不同面向的解讀。舉例來說:巴哈花精的鳳仙花學名 *Impatiens Glandulifera* 原生地在喜馬拉雅山,身處在不同世代的英國巴哈醫師與印度喜馬拉雅山花朵促進精素製作者湯瑪亞老師(Tanmaya)所寫的花語就相當不同。

巴哈醫師將之命名為「鳳仙花花精」,花語描述是可以幫助到沒耐心、易怒與無法容忍的人,讓人學習平靜與有耐心。而同樣學名的植物,湯瑪亞老師是在印度原生地製作但用得是不同的製作方法,花精命名為「譚崔心花精」,說明花精能量會在海底輪與心輪之間創造出光圈。

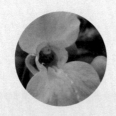

巴哈醫師製作的鳳仙花花精(Impatiens)是協助因失速而情緒容易激動與易怒的人,能夠更冷靜與正向地去對待他人。巴哈醫師當年最先在 Usk 河岸找到鳳仙花,照片為 2012 年拍攝於英國。

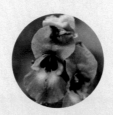

相同學名、由湯瑪亞老師在喜馬拉雅山原生地製作的譚崔心花精(Heart of Tantra),協助男性將性的「權力」的焦點轉移到「愛」。

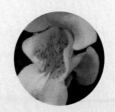

湯瑪亞老師在印度另外製作黃色鳳仙花的金色拂曉花精(Golden Dawn)可釋放女性來自於男性與社會的內在限制,讓女性覺醒。

11

前文提及歷史上花精的製作原型是花瓣上的露水，由近代的巴哈醫師改良將花朵放在水缽中浸泡一段時間，再加入白蘭地得以長久保存並廣傳於世。到了1980年代開始有新一代的製作方法，例如：非洲大樹花精的製作法，雖然是承襲巴哈醫師的花朵日曬法，製作者瑪莉莎老師（Melissa Jennifer Saayman）想要更加完整紀錄大樹的所有能量，就在製作時加了千年大樹的樹皮與樹葉。

來自澳洲的湯瑪亞老師，在喜馬拉雅山開始與植物對話後，將花朵浸泡在全酒缽中，之後服用花朵來收取到植物要傳遞的資訊。

PHI洲際大地的科特老師（Andreas Korte）則希望能杜絕因透過剪花製作花精時所產生的分離痛苦印記，因此開發出不剪花的「水晶製法」。LTOE蘭花花精製作者唐・丹尼斯（Don Dennis）因有蘭花種植經驗，也不希望將蘭花剪下來製作花精，他更是採用「不剪花的室內製作方式」，將澆注蘭花製作方式演進為花瓣浸置於水中，更依據每株蘭花不同特質，選在特別星象，有時會加入礦石、或是多株蘭花一起製作。

除了花精以外，花精之友合作的製作者們也研發出「環境精素」、「天文與行星精素」、「生物精素」等等，特別選擇在神聖靈山、麥田圈及挑選特種生物，收錄其頻率與世界分享。

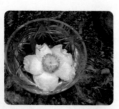
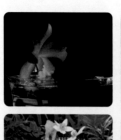
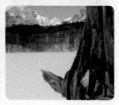
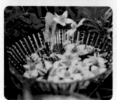

左：蘭花花精製作在室內並採用不剪花，還會加入礦石一起製作。
右：非洲大樹花精製作時會加入花朵、樹皮與樹葉。

左：喜馬拉雅山花朵促進精素會以多花一起浸泡酒缽來製作。
右：雷光精素收錄神社或高山等等的聖地與天文能量。

O2 世界花精的多元療癒

蘭花花精製作者唐老師代理與使用世界花精的經驗有 20 多年，他將振動精素的大系統區分為：「花藥（Remedies）」可解決負面情況的產品，以及「促進精素（Enhancers）」用於促進靈魂品質。他在《蘭花花精療癒全書》用以下這張交集關係圖來說明能量振動精素系統，不同精素與花精的差異點。有些精素是促進精素，有些屬於花藥，有些則是兩方面兼顧。

以蘭花花精為例子：感到極度沮喪與焦慮的時候，適合使用天使保護傘花精（Angelic Canopy）是屬於花藥的功能；另一個奧秘智慧花精（Secret Wisdom）就屬於促進精素，讓人在冥想時可體驗到美妙與深層的寧靜。

振動精素
Vibrational Essences

藥方
Remedies

花藥&植物藥方
（例如：巴哈花藥）
Flower & Plants
(e.g. Bach Flower Remedies)

礦石&寶石精素
Mineral & Gem Essences

動物&海洋生物精素
Animal & Sea Creature Essences

促進精素
Enhancers

花朵促進精素
Flower Enhancers

蘭花花精
Orchid Essencces

唐老師的振動精素關係圖。

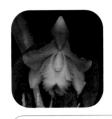

天使保護傘花精
Angelic Canopy

作為花藥，可在危急時刻使用，可以呵護悲慟、喪志與絕望的我們，增加安全感。

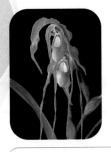

奧秘智慧花精
Secret Wisdom

作為促進精素，讓人專注回到內在神性，到達心輪內在聖堂的內在神性深處。推薦給全然走在靈性道路上的人。

再以「PHI 洲際大地」品牌為例，該品牌有許多系列精素：花精、礦石精素、蘑菇精素，以及海豚與鯨魚精素等，以下是製作者科特老師對各系列療癒能量的分析說明：

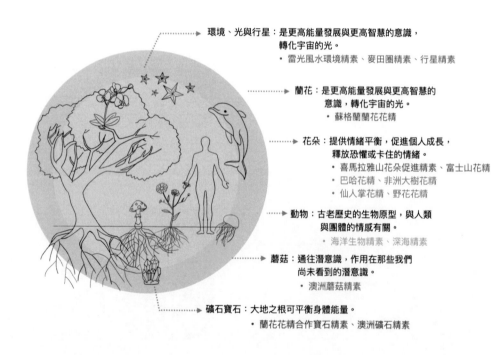

環境、光與行星：是更高能量發展與更高智慧的意識，轉化宇宙的光。
· 雷光風水環境精素、麥田圈精素、行星精素

蘭花：是更高能量發展與更高智慧的意識，轉化宇宙的光。
· 蘇格蘭蘭花花精

花朵：提供情緒平衡，促進個人成長，釋放恐懼或卡住的情緒。
· 喜馬拉雅山花朵促進精素、富士山花精
· 巴哈花精、非洲大樹花精
· 仙人掌花精、野花花精

動物：古老歷史的生物原型，與人類與團體的情感有關。
· 海洋生物精素、深海精素

蘑菇：通往潛意識，作用在那些我們尚未看到的潛意識。
· 澳洲蘑菇精素

礦石寶石：大地之根可平衡身體能量。
· 蘭花花精合作寶石精素、澳洲礦石精素

礦石：連結到地球的根

這個層次的能量來自於地球的物質環境，例如：礦石、寶石和水晶等精素，都會與大地連接，因此能量上特別可以協助身體平衡。

· 礦石精素主題含括：身體、心智平衡、大地之母相連的下三脈輪議題。

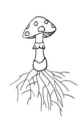

蘑菇：通往潛意識的大門

蘑菇最富含能量部分是隱藏在地底下的「菌絲」，它可以顯化沈睡在潛意識的未知領域，進而在身體層次運作顯現。蘑菇精素可以活化能量，使地球的共同議題及能量呈現出來。

· 蘑菇精素主題含括：家族或集體社會意識、大地之母療癒。

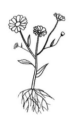

花精：協助平衡情緒

開花植物透過「根」連結地球，因此花朵能量會與物質元素有關。花朵也有地表以上的層次，呼應所處環境的振動頻率，當環境影響到人們的星光體和以太體時，就會反應在心理和情緒層面。所以，花精在人類的個體發展過程可幫助身心，協助平衡負面情緒，例如恐懼或焦慮等等的情緒。

· 花精主題含括：情緒平衡、真實人格展現、身體七個脈輪的協調。
· 花精品牌含括：巴哈花精、富士山花精、非洲大樹花精、仙人掌花精、歐洲野花花精等。

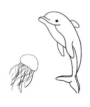

動物精素：影響驅動力與直覺力

動物象徵人類原始的一面，對照出人類的驅動力與直覺力，在動物精素的協助之下，能量的調整通常會在夢中展現，特別是被壓抑的原始野性活力，或是內在想要表達的靈魂潛力。

·動物精素主題含括：環境保護、直觀表達。

蘭花花精：促進靈性發展

蘭花花精是特別的振動能量，蘭花代表植物王國創造的頂點、是植物進化的最終成果，蘭花被認定為是「新的植物」，它會攀爬在樹上尋找星球之光。蘭花就像是空中女王，只需要水與陽光（宇宙能量），就可以生存。對人類而言，蘭花花精代表轉化來自宇宙的光，讓我們打開意識通往更高智慧。

·蘭花花精主題含括：跨脈輪與更高脈輪、陰影與原型、骨盆區能量。

環境與光：神聖地點的活化能量

人類歷史可從巨石陣或紀念遺跡中可以窺見「心靈之地」的創作，喚醒我們是否忘記所有的一切都是源自於大地之母。「環境或光的精素」是來自神聖幾何、神聖地點與調頻星系的療癒新工具，可用於重新活化神聖區域，或清除前世及家族等集體潛意識，提升群體振動並加速自我療癒，平衡大地之母的能量。

·環境與光的精素主題含括：麥田圈精素、雷光風水環境精素等。

03 花精的選擇與搭配

花精之友推廣的花精與精素有來自世界五大洲的 10 個系列，
數量也有 500 種，花友們該如何挑選自己所需要的花精呢？

《花精之友應用手帖》的花精主題分類

在花精之友官網及 2018 年版與 2023 年版的兩本《花精之友應用手帖》中提供了 60 組的花精分類（請參考別冊），協助花友們方便從符合的情緒、情境與脈輪主題或花語說明來挑選花精。本章還彙整更多樣的方式來協助各位選擇適合的花精，建立自己的花精百寶箱。

建立自己的花精百寶箱

使用花精一陣子請記錄自己或個案服務常用主題的 30~50 種花精，為自己挑出最有用、重要且熟悉的主要花精，可以試著將個人常用主題分類，例如：女性身心問題、感到壓力或是容易嫉妒生氣等等，遇到有相似狀況的情境，就可以立即開箱選取對應的花精來使用。

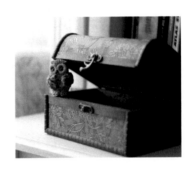

直覺選花	用途：可與自己的直覺互動對話。 適合：已熟悉花精圖片或花語、想避免頭腦干擾的人。
花語選花	用途：對於自己的狀況有足夠了解，可參考別冊的分類。 適合：喜歡閱讀，透過製作者書寫風格與說明來挑選。
花卡選花	用途：花卡可作為暫時療癒用途。 適合：視覺型直覺的人，藝術家與藝術治療合併使用。
靈擺選花	用途：平日常用靈擺作為療癒或確認工具的人。 適合：已熟悉花精圖片或花語，想避免頭腦干擾。
肌測選花	用途：想要確認身體與能量體狀況、TEK 療程。 適合：已熟悉花精圖片或花語，想避免頭腦干擾。
機器選花	用途：想要確認身體與能量體狀況。 適合：需要有數據確認自己身心狀況的人。
會談選花	用途：增加覺察與情緒辨識。 適合：需要藉由說話互動，從中得到靈感更能瞭解自己。

直覺選花 ◇◇◇◇◇◇◇◇◇◇◇◇◇◇◇◇◇◇◇◇◇◇◇◇◇◇◇◇◇◇◇◇◇◇◇◇

花友可以直接選取花精瓶或花卡，以直覺辨識該選項是否為目前自己所需。請避免在疲倦時使用這個方法，在意識更清晰或放鬆的時候，直覺選花的結果會更加準確。

花語選花 ◇◇◇◇◇◇◇◇◇◇◇◇◇◇◇◇◇◇◇◇◇◇◇◇◇◇◇◇◇◇◇◇◇◇◇◇

從頭開始閱讀兩本手帖書，了解花精製作者與製作背景，對每一則花語有詳細認識；也可以從喜歡的花精品牌開始逐一閱讀，找到吸引自己的花語。書中收錄為花語精簡版，詳細說明可再至官網詳閱。

靈擺選花 ◇◇◇◇◇◇◇◇◇◇◇◇◇◇◇◇◇◇◇◇◇◇◇◇◇◇◇◇◇◇◇◇◇◇◇◇

這個方法適合已經熟悉花語，或想減低理性思維干擾的花友，先將花精瓶標籤轉到背面後以靈擺從中挑選，或參考《別冊》中的靈擺圖表來協助挑選花精。

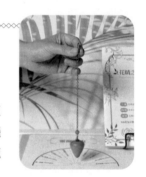

「富士山花精」製作者一中澤厚子老師，在她的著作《巴哈花精應用指南》書中有詳細的圖文解說，花友可以購書了解靈擺使用的方法，花精之友也會不定期邀請療癒師分享經驗及示範操作。

肌力測試、O 環或 TEK 測試選花 ◇◇◇◇◇◇◇◇◇◇◇◇◇◇◇◇◇

基本肌力測試的作法通常採用站姿。先讓個案的左臂自然下垂，右手臂與身體維持90 度垂直。檢測者站在個案身後，檢測者左手放在個案左肩，右手放在個案右手腕；接著檢測者告知個案將按壓其右手腕，並請個案出微力抵抗；檢測者會由個案右手腕抵抗的強弱變化來判斷挑選出適用的花精。

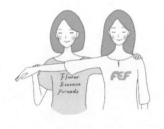 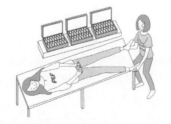 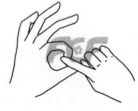

左到右：運用肌力測試、TEK 測試與 O 環測試來選出花精。

花卡選花 ◇◇

透過視覺的直覺選圖，可避免大腦邏輯的過度理性分析。「蘭花花精」製作者唐老師在《蘭花花精療癒全書》中提過，他喜歡以花卡挑選目前所需要的花精，不須 20 秒就能跟其他挑選方法一樣準確。

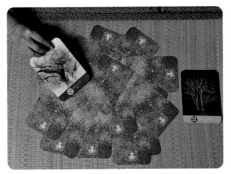

已熟悉花圖的人可採用盲抽花卡，照片示範使用的是非洲大樹神諭卡。

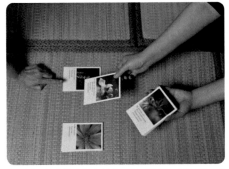

也可以一人或雙人挑出很有印象、很喜歡、不喜歡、中立感覺的花卡，練習與解說請參考花精之友課程。照片示範使用的是洲際大地的巴哈花精花卡。

唐老師建議以花卡挑選花精的步驟為：

- 將花卡打散開來。
- 以固定的節奏逐張檢視過花卡，挑出當下吸引自己的花卡。
- 看著花卡，若感覺到呼氣力量需要更大、或是想要放下略過，就表示這個花卡不適合。
- 也可搭配靈擺、肌力測試或 O 環來確認你所挑選出來的花卡。
- 花卡可用於短暫感受花精能量，將花卡放在對應的脈輪位置，你可以躺下幾秒鐘，感受能量運行的效果。

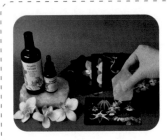

花卡淨化

蘭花花精品管的安卓醫師建議，可選用一塊大粉晶，先以鹽水浸泡一晚或是照射一天月光與太陽光，或使用其他方式淨化也可以。接著將淨化後的粉晶放置於照片面的花卡上，以每張 10 秒的頻率逐一淨化每張花卡，淨化儀式結束後記得再次淨化粉晶。建議可以選用絲質黑布來包裹保護花卡。

脈搏選花

手指具備高度感知力，可說是我們的內建靈擺，例如：將有害物品或手機放在身上時，脈搏會加快，這種情況是身體表達對該事物的排斥反應。「PHI 洲際大地」製作者科特老師會運用此原理來選花，例如：將所測試的花精從身上快速離開 60 公分遠處，再經由脈搏反應可判定哪一個花精最適合。歡迎參加實體工作坊並與花友們分享如何測試。

機器選花

花精之友主持人十多年前在崔玖教授診間、首次體驗使用「穴檢儀」檢測挑選出所需要的花精，這樣的方式可以找出深層且隱藏在意識以外的問題和個人本質，量子醫學在近幾年也推陳出新許多測試工具。

使用儀器挑選出花精後，建議還是要有會談輔助，這是為了讓個案能夠了解花精特性，觀察使用花精後生活中有什麼感受與改變。本書 21 頁提供觀察表，可用於檢視自己，或個案討論時易於切入主題。

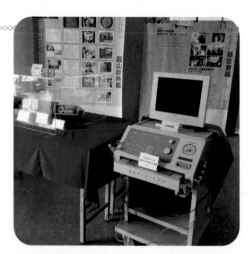

2015 年崔玖教授學研歷程回顧的台中特展，展示新圓山診所當時使用的檢測儀器。

會談選花

會談是挑選巴哈花精的傳統療癒方式，讓一層層經年累月所累積起來的負面情緒如剝洋蔥般揭露，並以當下所發現的情緒與議題來挑選花精。在逐次更深層的討論中，直到你發現了自己生命原型的類型花精，表示了此生你來到地球可以專注學習的人生課題。

選花會談觀察表

身體觀察	• 家族是否有重複的健康狀況？ • 你的童年過程跟成年後的身體狀況如何？ • 自己出生過程是困難或是順利的？ • 過去是否曾經動手術或遭受意外？ • 目前使用的藥品或營養補充品？ • 有常抽煙、喝酒或喝咖啡或吃甜食嗎？ • 會有女性經前症候群、或正處在更年期情況嗎？
個性與情緒觀察	• 你的情緒是穩定滿足的嗎， 　請描述你的情緒：想哭、沮喪、不耐煩、疑惑、起伏等等的感覺。 • 選出最能描述自己的關鍵字，例如：有耐心、喜歡獨處或需要陪伴。請盡可能誠實，好或壞的部分都可寫出來，也可以另外詢問身邊信任的人的意見作為補充。
生活方式觀察	• 你覺得生活充滿活力嗎？ 　家裡與工作如何搭配，是否有帶來哪些生活的壓力？ • 一天當中你感覺最好跟不好的狀況是什麼樣子？
人際關係觀察	• 請寫下你與母親、父親、伴侶、小孩或毛小孩、主管或同事等的關係如何？
經歷觀察	• 過去有經歷過驚嚇、創傷、失去親友的事件嗎？
靈性觀察	• 目前你對生命感到開心嗎？若不是，請描述原因或感受， 　例如：感覺空虛、不知道方向、對信念有疑惑或破滅等等。

04 花精的使用與保存

　　一般花精以「滴瓶」滴於舌下使用，這是最傳統也是最直接見效的方式，滴瓶也方便搭配成稀釋配方，除此之外還有外用噴霧、糖球、花精霜、精素項鍊……等使用法。本章節以圖文方式彙整介紹給各位。

舌下使用

一般來說，花精可以加入飲水稀釋使用，請依照各品牌製作者的建議滴數；也可以加進其他飲料一起使用，例如：花草茶、泉水、果汁等（製作者們對可否搭配咖啡有不同論點，詳情請參照製作者的各別使用說明）。

·複方搭配請參考 25 頁的圖文說明。
·個別品牌的滴瓶使用請參考 157 頁。

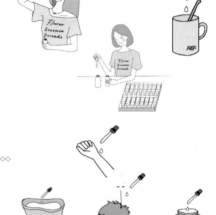

皮膚外用

可以將花精滴在皮膚或穴位點上，例如：頭頂、前額、後頸、嘴唇、手腕、掌心、腳底。也可將花精加入常用的乳霜或精油中。花精選用可參考《別冊》41 頁中「身體照顧、活力、放鬆」主題組。

泡澡使用

將花精滴入泡澡或泡腳水中，依照容量加入 10 滴以上，另添加海鹽或對應的精油，增加香氛療癒的效果。

身體氣場噴霧

可以將花精加入泉水或日曬水，依照空間尺寸加入 10 滴以上花精，也可以添加符合主題或自己喜歡的精油，再放入酒精、蘋果醋或海鹽等用於保存。花精噴霧可隨身攜帶，很適合身體周圍保護或是清理空間中的負面能量。

·個別品牌的噴霧瓶使用請參考 157 頁。

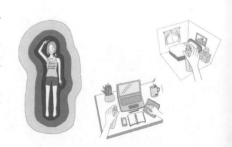

精素項鍊

將精素裝分成項鍊，可像飾品那樣貼身配戴，使你的能量場有更高振動，並且具備抵抗與保護能量。

花精之友合作的品牌系列中，幾個品牌研發製作原廠精素項鍊，花友如果想自己調配，建議可以用靈擺來確認哪些是適合調配的花精及精素。

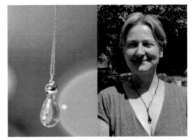

雷光精素與 PHI 洲際大地有製作精素項鍊。

風水調整

將花精及精素放在桌上、展示架、或是任何你想調整能量狀態的空間，例如：出差住宿飯店時可在房間四周滴上精素，讓花精或精素的效果更快擴散出去；若是用於居住、辦公營業或是靜坐冥想空間，建議可以設置一個專屬的位置，帶入你想使用這個花精或精素的目標，會更有好效果。

花精之友提供了風水獻滴台可以選購，也有台日風水療癒師合作方案，可以為你的居家辦公空間調配專屬風水空間精素及動線調整，歡迎洽詢。

自然環境調整

這個方法特別適合療癒有害環境區域，例如：古戰場、水質污染區、核電廠出海口或是動物保育區，可以帶給這個區域生物的淨化與支持。請先使用靈擺選擇出最適合這個環境的花精或精素，並且將精素放置在土地或水源地來活化或淨化環境。

· 推薦系列：麥田圈精素、海豚精素、雷光精素、蘭花花精

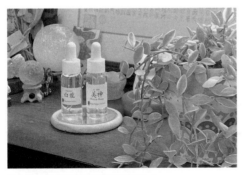

療癒師運用雷光精素設置玄關的風水

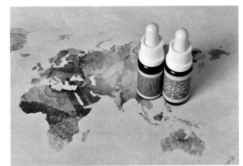

麥田圈精素瓶放在地圖上的遠距祝福

遠距祝福

正面的意識具備有強大的能量效果，這個方法是將花精瓶放在地圖、或將花精滴在想要祝福對象的人名紙條上，藉此方式遠距分享花精的療癒振動能量給生病的親友、受到地震戰爭飢荒的國家，也可以用這個方式療癒與祝福地球、人類、動物與植物等全體眾生。

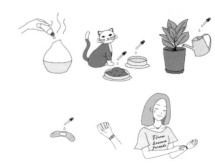

其他 ◇◇◇◇◇◇◇◇◇◇◇◇◇◇◇◇◇◇◇◇◇◇◇◇◇◇◇◇◇◇

可以做日常物品的能量清理與支持，例如：滴
在每天使用的物品、手帕、錢包或穿戴的衣帽，
放入水氧機等等方式；也可以讓動物或植物使
用（需注意動物若會對保存酒過敏，可改用其
他醋保存或糖球的花精），或是在洗衣、熨衣
時滴入花精，也可以在睡前滴些花精在枕頭上
協助好眠。

花精用於緊急救難時，可將滴瓶花精滴入 OK
蹦並外貼在災民的手腕或一些穴道處，提供安
穩能量支持。

◇◇◇◇◇◇◇◇◇◇◇◇◇◇◇◇◇◇◇◇◇◇◇◇◇◇◇◇◇◇ **花精複方調配** ◇◇◇◇◇◇◇◇◇◇◇◇◇◇◇◇◇◇◇◇◇

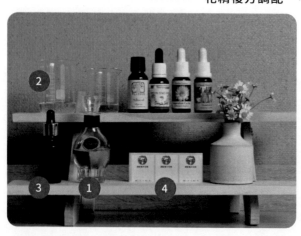

一般複方的調配原則，建議單
方花精數量不要超過 7 種花精，
嬰孩或動物可精簡至 1~3 種花
精；如果需要更精準確認調配
細節，建議可以搭配靈擺與肌
力測試來決定，請參考《別冊》
的靈擺表來確認以下發問：這次
搭配複方瓶需幾種花精、每種花
精要放入幾滴、每次使用滴數、
每天使用頻率次數......等細節。

【準備道具】

1. **保存液**：白蘭地、蘋果醋、海鹽、食用
   甘油等皆可使用。
2. **礦泉水**：不建議使用過濾水，水中保持
   有礦物質的水質為佳。
3. **空瓶**：30ml 滴瓶為基本款，滴瓶、噴
   瓶或乳霜罐皆可。
4. **量杯、標籤（選配）**。

一般來說：
- 可以選用最多 7 種花精來稀釋搭配成複方瓶。
- 每一種花精 2-4 滴數，加上保存液
  （食用酒可選白蘭地為佳，或是蘋果醋或海鹽等）。

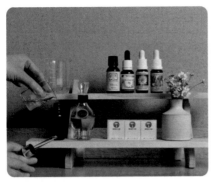

【步驟 1】

放入白蘭地酒等保存體（最少 1 湯匙，可根據氣候可以增加比例），小心滴管不要受到灰塵污染。

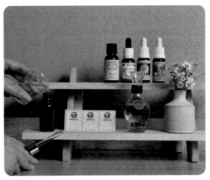

【步驟 2】

加入礦泉水到瓶身八分滿。

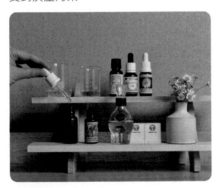

【步驟 3】

在旁準備好已挑出的花精，一般情況為挑選花精在 7 種以內。

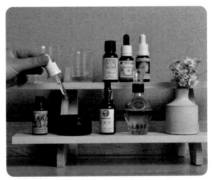

【步驟 4】

滴入所選的花精，原則每瓶滴入 2-4 滴。你也可以使用靈擺或肌力測試，參考《別冊》的靈擺表來確認精準滴數。如果要滴入乳霜請挑選無香味及自然有機材質為佳。

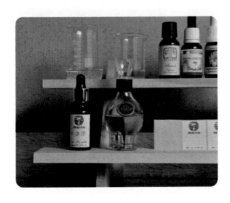

【步驟 5】

貼上標籤可註明：所調配花精名稱、每日使用頻率與滴數。也可以使用靈擺或肌力測試精準確認使用頻率。調配瓶請於一個月內使用完畢。

註：花精非順勢療法配方，調配後並不需震盪。

煮沸再次利用花精瓶 ＊註

「富士山花精」製作者中澤老師提到，花精瓶使用完畢之後，瓶身會存留細微的能量，若想再使用瓶子，建議以「煮沸」來解除舊瓶能量。

為避免手碰到瓶身而影響到殺菌跟解除能量，請準備專屬的新不鏽鋼鍋或法瑯鍋，以及不鏽鋼的夾子、勺子或濾網。將瓶子放入煮沸水中 20 分鐘以上，藉由火的力量將能量釋放出來，完成後等待降溫與晾乾。塑膠管頭若為不耐煮材質，請勿重複使用。

在煮沸過程中，有些人觀察到當瓶中能量消除時，自己同時感覺到輕盈感，就像能量釋放並進入脈輪一樣呢。

花精保存

　　每位花精品牌製作者對於花精保存的環境雖然有不同的看法，一般來說多數製作者都建議，如果想讓花精及精素振動能量更活躍，請儘量遵循以下保存方式：避免陽光直接照射、減少熱源影響，並遠離電磁波（例如：電視、螢幕、電腦與手機等）。「PHI 洲際大地」的製作者科特老師更是提醒放入木盒的保護效果最好，花精之友提供多家原廠選用的木盒，歡迎洽詢購買。

　　但是也有些品牌具有獨特性質，例如「雷光精素」，因為它並非花朵能量的轉寫，而是將神聖地點的入口能量製作成精素，不僅可以使用透明瓶身保存，若能透過月光或日光照射反而更能增強效果。

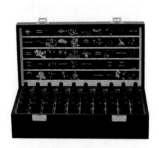 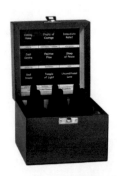 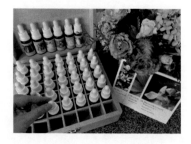

蘭花花精與 PHI 洲際大地提供原廠木盒

05 花精療癒的進展與反應

一般來說，使用花精後不會帶來依賴性或其他副作用，即使選用不適合自己的花精，也只是沒有對應的影響，並不會造成傷害。

但是，花友們可能都體驗過，使用花精後產生「突然生活有改變、身心變得不舒服」的狀況，通稱為「好轉反應」，這是因為花精能量在協助清理表層情緒，或深層議題浮現過程所導致的身心反應。富士山花精的製作者中澤老師另將此過程命名為「淨化反應」，蘭花花精的製作者唐老師，則將這樣不舒服的狀況稱為「第二類反應」。

花精帶來的使用反應會因人而異，不同人即使用了同一種花精，反應也可能不會相同。因此花精之友彙整花友的多年回饋心得，常見的反應有：身體狀態改變、情緒起伏、夢境湧現，或是外部事件發生等等。這些不同以往的反應通常是在使用花精後的幾天內或兩周內會出現，這些反應就像在清理老舊水管一樣，要先將當中累積的情緒及淤積議題清理出來，是身體能量在更新的過程。

當有這些不舒服的反應出現時，代表能量流動與意識轉變的過程，中澤厚子老師特別提醒花友們可溫柔地將這些反應當作自己正朝向深究生命主題的「徵兆」，不要忙著逃走。

根據花精之友主持人的經驗，有時花友看到「花朵照片」就已經升起厭惡感，或是使用後會感到不適的花精，有時是最能幫助花友脫離目前困境的選擇。但因為每個人願意接受變化與承擔不適的程度不盡相同，因此別冊整理出 60 種主題包含多國的不同花精與精素，讓花友們可依照自己的需求來挑選主題，根據能量深淺對應並以自由意志選出花精。如果想進一步確認，可以用靈擺、肌力測試、量子機器（參考 17-21 頁）等不受邏輯思維干擾的方式，來確認你適合的花精。

花精使用會有依賴性嗎？

有些花友會有短期依賴花精的狀態，是因為還處在轉換期間，更多花友的回饋是在情緒與情境有所轉化後，自然而然地忘記使用花精，代表已進入到下一個新階段。

花精療癒的進展

　　每個人的花精療癒進展不盡相同，隨著個人療癒狀態與議題深淺，可能同時經歷多種身心反應，身心轉化期可能是一個月、一年甚至更久都有可能。我們彙整幾種花精使用的反應，提供給正在與將會經歷這個過程的花友參考：

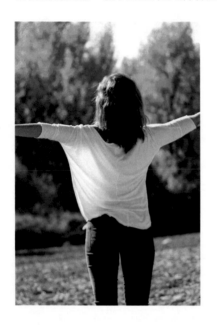

放鬆與釋放

身體會感覺放鬆或安穩 ，或有其他生理的反應，例如：呼吸、睡眠或飲食的變化 。

多數反應是正向的，但也可能會有令身心不舒服或不如預期的反應，例如：流淚、長時間睡眠，可參考後篇的建議處理方式。

身心整合了花精能量後，生理反應通常會逐漸消失，還能讓人覺察到該如何關心與照顧自己的身體。

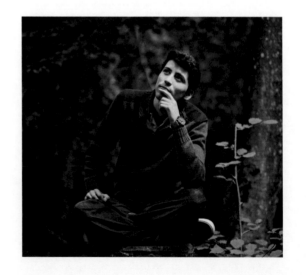

領悟與覺察

對感覺與行為會出現新的想法，能夠有意識的了解自己失調的模式或陰影面，看到陰影也許會帶來不舒服，卻讓人更誠實了解自己隱藏著不願意正視的議題。

這個階段建議保持紀錄花精使用反應與心情，或以自由書寫來增強自我覺察。

抵抗與和解

接觸到更深層意識、信念、態度的議題，也許攸關到童年情緒、宗教與文化，甚至前世業力的層次。當這些舊有模式浮現，會讓人感覺到不舒服，代表正在釋放身心過去的殘渣。

除了使用花精以外，此時可加入其他療癒方式，例如：諮詢、夢境解析、積極想像、藝術治療、音樂治療或園藝治療等等，一起整合協助度過這個階段。

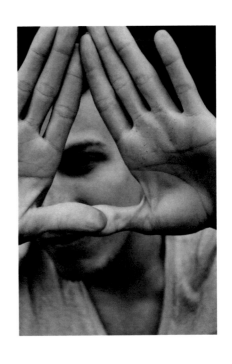

潛力與創造

當過往痛苦逐漸轉變成新的潛力，限制變成了內在力量與新價值，讓人生出勇氣、耐力與活力來回應生命的挑戰。

因為更了解自己，也培養出愛的能力，自己與其他人的關係也能比較和諧。當你接受自己來到地球的使命，就會知道如何創造新的可能。

使用花精後的幾種反應 ＊註

富士山花精製作者中澤老師，在《花的
存在——富士山花精與能量的世界》一
書中整理出「富士山花精使用後的反
應」，建議無論發生何種反應，請盡量
覺察到有什麼變化請記得記錄下來，並
且耐心守護自己的改變過程，不要忙著
逃避，這個過程對你將是一份難能可貴
的生命禮物。

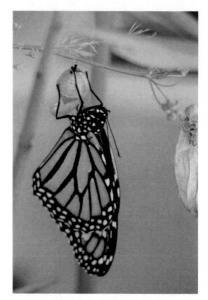

請耐心守護花精協助的改變過程，這個過程將
是可貴的禮物。

身體層次的反應	花精能量雖非直接作用在身體層面，但能量體的影響會間接傳遞給身體，可能的反應例如：身體變輕鬆、晚上睡得安穩等等……。
心理層次的反應	減輕悲傷或低迷狀況，感覺能夠再度前進，例如：感覺到被愛、幸福、穩定等感受。或是離婚後能夠再次前進，釋放對於內在小孩、父母親、伴侶、就學時對老師的怨恨等等……。
行為層次的反應	行為模式改變。例如：小孩開始自動自發做事、上癮狀態有變化、戀人親密關係或寵物攻擊狀況有變化等等……。
環境或事件的反應	周遭環境變化或特別事件發生，例如：有換工作的新消息，與盟友或上司的相處方式有改變，長年絕望感解除，離開討厭的公司，跟出軌的對象分開，繭居族家人願意出門，離開家業自己獨立，分離家族又開始合作等等……。

註：資料來自《花的存在—富士山花精與能量的世界》，版權為 © ハートサポートシステム有限会社、日本フラワーエッ
センス協会與接觸大地實業有限公司。使用文字前請先經過版權所有者的許可。

夢境的反應	從夢境的次元釋放過去的能量調整，例如：夢中獲得脫離困境的暗示，夢境中與高我連結並獲取重要訊息，不記得夢境但起床後周遭氛圍或心境有所改變。
能量感受的反應	可以透過身體感受到花精的運作，例如：感覺到能量進入脈輪，身體有振動感，或看到氣場，舌頭有時候能嚐到花精中有苦味、甜味或花香。
接受訊息的反應	開發了創造力與直覺，想用書寫來傳達高我的訊息，連結天使與高我的強烈願望，積極尋求靈感，突然降臨的高峰空間感。
冥想覺察的反應	加深冥想與覺察的洞察力，例如：停止長期的否定感，意識判斷有所改變，注意到對他人的細微情緒反應，有超越感官的敏感度。
花精瓶的變化	能量的現象，例如：花精沒有開瓶但容量卻自動減少，或是整瓶破掉等這種物理變化，也可表示此處強烈需要這個花精，因而快速吸取了花精的能量。

花友回報的花精使用反應

- 覺得身心都慢慢放鬆了。
- 覺得自己被愛滿滿包圍著，很舒服也很清澈的能量。
- 精神比較集中，比較不會突然莫名的感到疲累。
- 生病的家人從生氣、不讓人觸碰的情緒穩定下來。
- 在病房空間噴用花精後變得明亮輕盈。
- 感受到氣場上不屬於自己的能量糾纏，被抖落一地無影無蹤地消失了。
- 與自己的陰影真誠的面對面，與其一一柔和對話與和解。
- 感覺到體內好像有泉水在流動，也能感受到頂輪以上的能量。
- 夢到特別漂亮的星空，自己靜靜地躺在草坪上仰望，
  做了一場平和與美麗的夢。
- 開始學習建立人我界線，確認情緒是自己的，不受他人的情緒而影響。
- 對個人空間的需求變得強烈，會想給自己更多空間，慢慢地吃飯或散步。
- 將精素放辦公室的時候，覺得整個空間跟外面焦慮匆忙感都不一樣了。
- 將花精滴在掌心並順過全身氣場，之後進行按摩工作時變得得心應手。

面對不舒服反應時的處理 * 註

對於「淨化反應」或「初期反應」暫時的負面反應出現時，
中澤老師建議幾種處理方式：

選擇停用：

停用時可以持續觀察自己的狀況，穩定
後可繼續使用原配方。若停用後不適反
應仍持續，此時請洽詢花精之友或花精
師確認是否有其他原因。

減輕反應：

減少每日的使用次數或滴數。因敏感
的人會容易感受到負面能量在消融時
的反作用力，此時先可改用「緊急救
援花精」（參考 42 頁或《別冊》36 頁）
或調整花精配方，例如：使用花精後，
因過往創傷經驗浮出而感到憤怒時，可
以針對憤怒情緒先來調配新配方，等到
憤怒狀況解除後就可用回先前的配方。

搭配其他療法：

有時敏感且處於人生巨變的人，面對
花精帶來的反應會感覺難以獨自處
理，此時花精可與其他療法及冥想同
時合併使用，例如透過：藝術治療、
園藝治療、芳香療法、呼吸練習、音
樂療法……等等，但需注意選用的方
法與數量，有時併用太多種療法也可
能會讓情況更嚴重。若是身體有狀況
也請洽詢醫師的意見。

避免混用太多花精：

建議使用前先行了解各花精製作者對自家
品牌的使用說明。如果同時使用多種類及
多個品牌花精而產生不適反應，建議可先
停用，並洽詢花精師協助檢測，是否需要
在種類與使用次數上進行調整。

花友回報的不適反應

- 對應的經絡會不舒服、變得非常疲憊、暈暈的而且想睡。
- 身體跟手都會有電流通過。
- 跟前男友大吵，容易想起以前讓自己不開心的事情。
- 夢變多，或一直夢到討厭的人事物。
- 證實了心中懷疑已久的負面猜測。

註：資料來自《花的存在—富士山花精與能量的世界》，版權為 © ハートサポートシステム有限会社、日本フラワーエッ
センス協会與接觸大地實業有限公司。使用文字前請先經過版權所有者的許可。

蘭花花精的第二類反應與陰影反應

蘭花花精製作者唐老師針對使用後主要反應歸納為三：使用蘭花花精後，感覺身心舒適及正向情緒產生稱之為「第一類反應」。若感覺到不適，就需再確認是「第二類反應」或是「陰影反應」。在使用蘭花花精後，建議保留幾分鐘靜心，觀察身心與花精的能量交互作用，如果使用後有任何不適反應，可先視為「第二類反應」。唐老師解釋這是一種將潛意識地毯下的垃圾帶出來的不適，處理方式是：請再次舌下使用同款的蘭花花精，或是將花精滴在身體出現不適的位置。

如果這種不適感維持多日且情況尚未減輕，則可能為「陰影反應」，此時可擇一選用陰影戰士（Shadow Warrior）、陰影降落（Shadow Descent）或陰影防禦（Shadow Defense）（參考 59 頁）來緩解陰影負面的影響，協助平衡陰影與光明兩面。待不適感解除後，就可以繼續使用原來選用的蘭花花精。

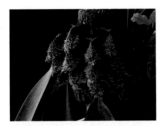

Shadow Warrior 陰影戰士：整合陰影面，停止陰影互動，清理觀點。

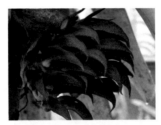

Shadow Descent 陰影降落：接受內在的陰影面，讓心靈回歸整體。

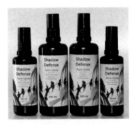

Shadow Defense 陰影防禦有提供滴瓶與空間噴霧。

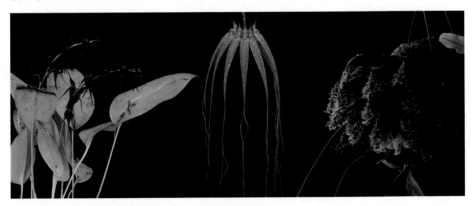

Shadow Defense 陰影防禦 ：對抗內在與外在陰影元素的保護。

06 花精學習與花精師經驗

花精之友邀請花精師與製作者們於線上舉辦花精製作及使用心得分享的講座，也獲得台灣資深療癒師們的授權，特別在此摘錄及分享她們多年來學習、運用與教學的寶貴經驗。

柳婷老師

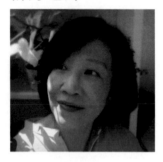

曾擔任多家國際廣告公司高階主管、以及各大學廣告系講師多年。近十多年專研於身心靈領域，現為「Joyinlight 怡然之光工作室」負責人。

柳婷老師擁有「英國巴哈中心」三階花精認證訓練，除了花精諮商外，也提供阿卡西紀錄解讀、靈魂契約盤與原型卡解讀等服務。個人愛好為繪畫、手作。譯有《綻放如花：巴哈花精靈性成長的教導》，著有《透過花精療癒生命：巴哈花精的情緒鍊金術》、《巴哈花精情緒指引卡》以及《畫出你的生命之花：自我療癒的能量藝術》。Email: tintingliu09@gmail.com

柳婷老師在 2020 年花精會客室線上訪問中，分享她有以下四個階段來循序漸進學習與應用花精的建議：

第一個階段

如果你處在緊急狀況，情緒起伏強烈的時候，可以先使用一般市售的巴哈複方急救花精（42 頁或《別冊》36 頁），你也能因受到花精名稱吸引來開始使用花精，這些都會開啟你與花精的緣分。急救花精效果固然顯著，但這個階段仍只是將花精當成一種另類療法，心境上是依靠外力來幫助自己。

第二個階段

開始想面對自身的問題，願意尋找花精師諮詢，這個主動面對並採取行動的過程具備意義，你可以透過專業花精師的引導來了解自己，釐清目前身心靈及情緒的狀態，也體驗到適當的花精在自己身上帶來的效果。

第三個階段

你會更全面性的接觸花精，前兩個階段你還會認為某些花精不屬於自己需要的、一定用不到，或是看了花的圖片就不喜歡。這時候會慢慢覺察到過去自己不想用的花精主題，現在卻開始跟變得跟自己有關係了，請好好探索與使用這個階段的花精，你會得到不同的領悟。

第四個階段

最高境界就是不需要使用到花精。當你已經將屬於自己對花精的認知與體驗內化了，只需深層覺察，不一定要使用到花精，就能夠改善自身的狀態。

黃瀚平老師

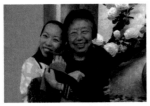

國立臺灣師範大學美術系、紐約大學 NYU 視覺設計管理碩士，旅居美國與英國多年。完成英國 Nelson & 英國巴哈中心三階花精認證訓練、美國 FES 北美花精協會培訓、參與崔玖教授的「中國川震花精救災計畫」。2014 年起擔任「美國 ANMA 自然醫學協會」花精療癒法講師迄今。

WhatsApp、Line: +886928902892

瀚平老師與已故崔玖教授的合照

瀚平老師在 2021 年花精會客室線上訪問時，分享她對如何學習花精的建議：

如果你已經意識自己可能有些輕微心理不適的狀態，想要趕快處理這種狀況，例如：情緒有困擾或長期失眠，我會建議先找一位花精療癒師討論。因為我們在看自己的時候會有盲點，若能藉由會談的分析，可以更清楚去看到自己為什麼會發生這一些情緒？因此，我通常建議花友先認真使用花精 6 個月，再來決定是否將花精作為自己身心的長期保養。

我特別想分享在英國受訓的一個小故事給想未來成為花精師的人。我去英國參加第三階花精療癒師課程時，英國的講師對想成為專業花精療癒師的提醒，最重要的是學習尊重他人。所以，身為療癒師要時常自問：「這位個案身心是否準備好接受花精療癒了呢？」如果對方還沒有自覺要為自己人生負責的主動態度，身為療癒師的我們也必須尊重對方；若對方表達出對於花精療癒很有興趣，就可以更進一步分享自己個人的花精經驗。

花精是個很棒的療癒方法，絕大多數想學習花精療癒的朋友都有一顆善良的心，想透過花精的學習來協助自己和其他人的身心靈平衡。如果你有很好的緣分可以貢獻一己之力，我相信學習花精不僅可以助人，同時也可達成你想要的生活目標。

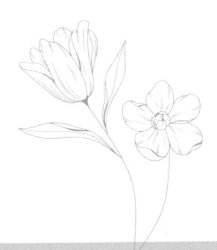

張之芃老師

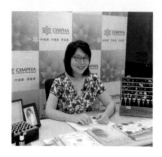

主修建築，畢業於台大城鄉研究所（空間心理學研究室），旅居過日本與美國。因認識崔玖教授而開始接觸花精，經歷過英國巴哈中心二階花精訓練、美國 FES 北美花精協會認證花精師、富士山花精認證花精師、非洲大樹花精，蘭花花精講師與 TEK 肌測療癒師訓練。

2014 年起創辦「接觸大地實業有限公司」代理世界花精，創辦「花精之友」擔任主持人。中華整合醫學與健康促進協會 CIMPHA 花精組主任委員。

花精之友的花精學習建議

花精與靜心打坐的學習相似，需要一點時間來深入，邀請你自己親身來體驗，就從每天 5 分鐘與花精的相遇開始。

對於初次接觸以及想要有系統學習花精的新朋友，建議大家從「巴哈花精」開始學習，可以先以 7 個情緒組為基礎，熟悉了 38 種巴哈花精與情緒辨識的對應；如果想再更進階，可進一步去學習花精植物學、身體地圖、經絡系統等不同的巴哈花精運用方法。除了參與課程與學習，更重要是可以像巴哈醫師一樣親自使用體驗花精，並紀錄使用的反應。

初接觸花精的朋友在 1 年以上的親身使用與學習後，應該就有了基本的經驗累積基礎，如果後續對花精有更多的興趣，歡迎繼續參加我們的相關花精課程，並建立自己專屬經驗的「花精療癒百寶箱」。

倘若你在花精或身心靈領域已經有多年的體驗，歡迎開始體驗世界花精的廣深，會開啟在細微體、身體與更高脈輪有更多深度的感受。

當累積約有 1 到 3 年的個人使用與個案經驗之後，你也有興趣成為花精療癒師時，除了前述的基礎培養，可以參加國內外講師的花精師相關技術訓練，也歡迎成為我們的經銷合作夥伴。

花精基本了解

花精怎麼製作
花精如何選用
日常情緒用花精
生活情境的花精
巴哈花精基本應用

1

花精製作者專業課

各國製作者教學
世界花精能量層次
深度冥想體驗

2

花精師研究

4

多元方式應用花精
台灣與世界花精師交流
花友與花精師交流
花精實驗工坊研究

3

花精師訓練

巴哈花精為基礎
世界花精為進階
情緒辨識穩厚
能量體技術精進

花精師的責任

　　初接觸花精的朋友，時常對花精功效感到驚奇，很想立即分享給親朋好友使用。然而此時我們該以巴哈醫師的療癒理念提醒自己：「人生的目的是遵照高我，不因他人的影響而有所阻礙，同時不能去干預任何人」。因此提供花精給他人之前，請務必尊重他人有自我選擇的自由，不要在對方不知或未允許下給予花精，如此做的效果不僅不佳也干預了他人的自由意願。當你的內心有強烈「想要對方改變」的意念，這時反而需要覺察為何有這個想法，是否與自己的議題有關呢？

　　身為花精療癒師，需具備花精的專業知識、親自體驗花精，深入理解哪些花精更有益與適合個案，也請提供安全與隱秘的專業個案環境，以對方所需的花精療癒技術來協助個案。

　　花精療癒的過程是環環相扣，是花精、個案與花精三者間能量互動的結果，當療癒師與個案雙方都願意進入身心同理的交流，療癒關係就會更有效果。

02
品牌介紹

O1 熱門主題

豐盛、清理、保護、急救、臨終

主題一 ｜ 豐盛 幸運 成功

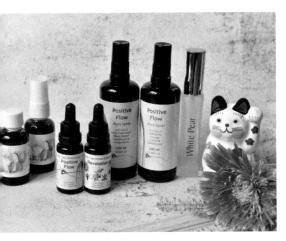

「豐盛與成功花精」跟「正向之流花精」一起使用之後，過往關係中的罪惡感就結束了，反而可以更坦然地面對現在的伴侶、表達更深層的感覺。對我來說真是非常大的變化。

「啟示花精」讓我在面對外在環境時，能夠懂得避開不善的挑戰，正確地認識環境，挑選適合於當下且有利於自己的做法讓工作順利完成。

使用「正向之流花精」時許願想找到理想的房子，沒多久就找到了房東開價比自己預算低的物件，順利買到理想中的房子。

建議使用方式

舌下滴用以外，用這個主題花精的同時，可以將想法用文字具體在紙上寫出「願望與目標」，還可以將花精滴或噴在紙上，或將花精瓶放置在「願望目標卡」上。使用期間可以多觀察周圍順流與距離目標完成的推動過程。這組建議的花精如下：

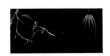

蘭花花精
Positive Flow 正向之流
小幸運水｜滴瓶、噴霧｜激勵人朝成就大事邁進，有助於個人日常生活中的豐盛與順流。

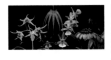

蘭花花精 Revelation 啟示
大幸運水｜滴瓶｜當社會面臨巨大挑戰時，可以帶來希望而行，適合為大眾福祉服務的助人者，連結更高次元的支持。

非洲大樹花精 Tree of Joy 喜悅之樹
滴瓶、噴霧｜連結內心深處的渴望，也能顯化生命的豐盛。

富士山花精 豐盛與成功
滴瓶、噴霧｜對豐盛有障礙、感到自卑嫉妒或難接受好意時可使用，創造機會幸運，吸引豐盛。

雷光精素 泰國金佛
滴瓶｜慈愛之贈禮仍將持續守護著這一切，我是你最重要的親愛的自己。

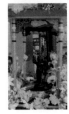

雷光精素 豐盛之龍的滿月
滴瓶｜不為世俗所惑，內在之中藏有真理，帶給藝術家與創作者靈感。

雷光精素 愛福
滴瓶｜我的存在本質就是愛，誕生於供奉商業福神仙台四郎的瀧山不動院。

主題二 | 清理淨化

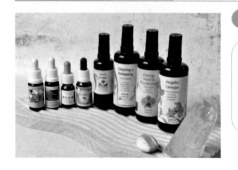

> **花友心得**
>
> 使用「清理與釋放花精」後沒多久，就感覺到身體和心理就像被護理長用棉棒消毒那般，清掉了無論是對舊情人的憤怒、對沒有好好照顧身體的自責等等……。兩週後的某一天，突然驚訝地發現，自己沒有那麼討厭過去那些事情了，復原的路就此開始。

> 在光的課程當中，師生全部都選到「氣場清理仙人掌花精」，大家在冥想時感到放鬆又輕快。經過一個月使用觀察，發現自己的思緒頻率更清晰。與家人有情緒拉扯且氣場被干擾的過程時，更能釐清自己的情緒反應，建立身心能量的界線。

建議使用方式

這組花精很受花友喜愛，對於身體、意識、能量場及空間淨化都適用，例如：一日初始的預備清理、或是工作完成後的深度淨化。當你覺得身體需要淨化時可以選擇滴瓶舌下使用；要淨化辦公室或房間等大範圍空間，可以選用空間噴霧，居家整理時可以用在掃除、泡澡、洗衣……等都是常見的使用方法。

蘭花花精 Angelic Canopy 天使保護傘
滴瓶、噴霧、糖球、花精霜 | 空間淨化與安撫情緒的基本款，也可以淨化水晶。

蘭花花精 Clearing & Releasing 清理與釋放
滴瓶、噴霧 | 深度身心空間清理，清理黏著的負能量，解除上癮狀況。

蘭花花精 Aura Clean 疫氣清理
噴霧 | 清理疫情期間的能量印記，適合用在人、衣物或環境上。

蘭花花精 Energy Matrix Protection 能量母體保護
滴瓶、噴霧 | 消除 5G 等負面電磁波對身體的影響。

富士山花精 防禦、淨化與更新
滴瓶、噴霧 | 易受外界影響時可清除負能量，可淨化空間、水晶與物品。

印度喜馬拉雅山花朵促進精素 Aura Cleansing 氣場潔淨
滴瓶 | 清理氣場並讓氣場煥然一新，適合噴霧於空間或泡澡使用。

PHI 海洋生物精素 Portuguese-of-war 戰艦水母精素
滴瓶 | 有害情緒情境可立即被清理，強力的能量淨化。

PHI 仙人掌花精 Aura-cleansing Cactus 氣場清理仙人掌
滴瓶 | 淨化星光層氣場，協助能量體被滲透與有邊界問題的人。

PHI 巴哈花精 Crab Apple 酸蘋果
滴瓶 | 克服不潔淨厭惡感，讓人恢復更好的健康感。

主題三 | 保護防禦

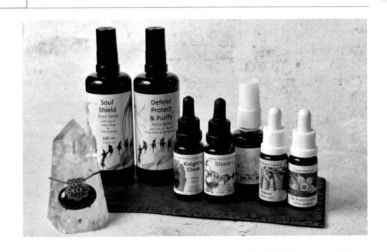

花友心得

使用「靈魂盾牌噴霧」後馬上擺脫沉重感，因此我十分愛用常帶在身上，在感到沉重感上身時就會馬上使用，我非常喜歡使用後所帶來的輕鬆輕盈感。

「騎士斗篷花精」讓我開始能在工作上有預知危險的能力，能感覺到這個人、這通電話、目前的這個狀況，會拉扯到我的能量，自己自然而然的被「斗篷」帶離低頻的狀態，保持隱蔽免於可能的威脅，因此工作起來感到順心和開心。

建議使用方式

用於身體、意識、能量場及空間防禦及保護，免於被負面能量甚至無形眾生的干擾。可以滴於舌下及使用空間噴霧之外，更建議可滴或噴用於第 6 脈輪位置，會有更顯著的效用。

蘭花花精 Defend Protect & Purify 防禦、保護與淨化
滴瓶、噴霧 | 全面多功能保護以太體，需要時可以短期使用。

蘭花花精 Protective Presence 保護現前
滴瓶 | 可以用於旅行時的保護，協助旅程順利，有開路功能。

蘭花花精 Soul Shield 靈魂盾牌
滴瓶、噴霧 | 每日多層面的廣泛的支持與保護、協助光工作者可以有堅定力量。

PHI 仙人掌花精 Life Force Cactus 生命力仙人掌
滴瓶 | 讓你有保護邊界，發散強壯生命力，無形保護來抵抗靈體的侵略。

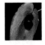
蘭花花精 Knight's Cloak 騎士斗篷
滴瓶 | 謹慎遮蓋內在之光，避免引起負面與八卦力量的注意。

蘭花花精 Shield of Light 光之盾牌
滴瓶、噴霧 | 有鏡面反射般的隱形保護，讓能量不會穿透氣場，免於黑魔法的控制。

PHI 巴哈花精 Walnut 胡桃
滴瓶 | 有堅定內在目標，不受到家庭羈絆或社會習俗影響。

建議使用方式

適用於突發緊急情況所引起強烈情緒身心反應，例如：恐慌焦慮、暴怒、失眠......等，使用緊急主題花精不宜超過兩週，在緊急狀況解除後，建議因應每個人不同的情緒或能量主題，洽詢療癒師個別調配後續的花精配方。

蘭花花精 Angelic Canopy 天使保護傘

滴瓶、噴霧、糖球、花精霜 | 給予受困者安慰，呵護悲慟、喪志與失去希望的人。

蘭花花精 Immediate Relief 緊急舒緩

滴瓶、噴霧、糖球 | 急救狀態，拉回與安撫因突發急難造成失魂狀況，讓人回到當下。

PHI 巴哈花精 RQ5 五花急救

滴瓶 | 全球最知名的急救花精組合，當你害怕失去控制，需要恢復內心平靜時。

PHI 巴哈花精 RQ7 七花急救花精

滴瓶、噴霧、花精霜 | 急救五花複方的改良版，極大減低創傷，讓自我療癒開始。

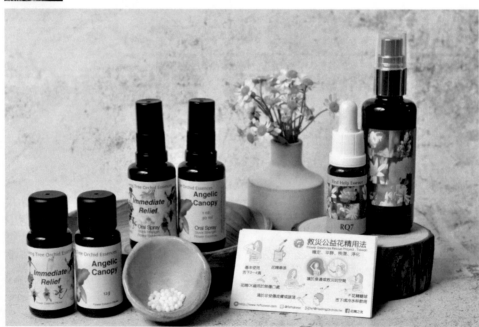

分裝發送的急救花精滴瓶或糖球，請於 2-3 週內使用。

當進入捷運坐在位置上開始感覺暈眩時，我知道這是接觸到過多混濁的能量場的反應，從小就常遇到這樣的情況。於是我把「緊急舒緩花精」握在手中，有意識的把能量透過吸進滋養、吐出擴展，很快的進入深沉的休息狀態，在車上小憩幾分鐘後醒來，感覺活力滿載可以繼續行動。

靜坐時，我將「RQ7 巴哈七花緊急救援花精霜」抹在心輪與脊椎區域，隨後靜坐的過程整個人很清明，感受到明顯的支持能量，靜坐完整結束後，感到安定又放鬆，也有很好的睡眠。

救難隊與助人工作者協助災民時容易感覺疲倦與沮喪，而「花精噴霧」最適合在此時給予身心穩定與支持。

花精救難站

　　緊急救難的黃金救援期是分秒必爭，根據花精之友過去的救難公益經驗、與第一時間在現場心理師或療癒師的心得回饋，在救難現場如果想提供花精協助，選用**花精噴霧、花精霜與糖球**，相對舌下用滴瓶，會更容易被接受易用。

　　花蓮心理師曾在 2021 年 4 月火車翻覆後，索取公益花精噴霧提供給火車事故救難時的救難隊與家屬，事故地點因籠罩著恐懼與悲傷的氣氛，心理師使用帶有精油香味的花精噴霧、可以帶給警消人員與家屬稍微釋放情緒的功效，助人團隊也能更新自己的力量繼續陪伴協助。

　　2016 年開始，花精之友除了提供給「助人工作者優惠」之外，也將緊急救難花精分放在台灣各地夥伴救難站。我們曾經支援過台南與花蓮地震後的心靈賑災，由園藝治療師將急救花精滴入安神的花草茶中提供給災民，我們也在 2021 年至 2022 年疫情緊張時提供公益花精糖球給上百位醫護看護工作者。

　　花精之友主持人也在參訪日本花精師時，與她們交流日本東北 311 大地震後的經驗，在多數大眾未曾聽過花精的狀況，日本花精師是將滴瓶花精滴入 OK 蹦並外貼在災民的手腕或一些穴道處，這個善巧用法可提供給使用者約半天的花精能量支持。除此之外，災區重建的期間會持續在當地舉辦療癒工作坊，撫慰失去家園與家人的悲傷，重建生活的穩定感。

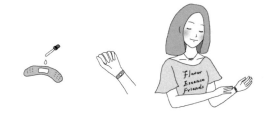

日本花精師曾將花精滴入 OK 蹦並外貼在穴道點，用此方式來協助震後災民。

救災公益花精用法

Flower Essences Rescue Project , Taiwan

穩定、平靜、恢復、淨化

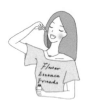

基本使用
舌下2~4滴

花精奉茶

噴於身邊或救災站空間

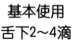

花精OK繃用於無傷口處

滴於非受傷皮膚或頭頂

花精糖球
舌下或冷水杯飲用

日本地震災害救難經驗

2016 年日本熊本地震之後，花精之友主持人的日本花精師老友—惠美老師，分享她在震後與當地一位藥草師合作的經驗。

她與這位藥草師先在避難所分送手工製植物香包給災民，用香氣來安撫受到地震驚嚇的民眾，隨後她們一起在熊本舉辦幾場災後支持活動，邀請的主要參加對象為親子，鼓勵參加者說出心中累積的創傷及壓力，引導親子彼此透過「按摩」的身體碰觸來相互紓壓。惠美老師會在按摩油中添加緊急救難的花精增添撫慰效果。她觀察到災區媽媽們的情緒逐漸穩定下來，孩子們的症狀也逐步減輕，舒緩了災區每晚無法安眠的困境。

救難人員時常因為人數不足、或必須在極惡劣條件下進行救難工作，在這種情況下，助人工作者特別容易感覺疲倦與沮喪，而「花精噴霧」最適合在此時給予身心穩定與支持。例如：惠美老師在災後曾為災區流浪犬志工舉辦支援活動時，她先請志工們用直覺選出花精卡，並依據抽出的花精卡提供該款的花精按摩油與花精噴霧，並且同步提供一樣的服務給當地助人者與護士們。

> **療癒師心得**

> 在與災民互動時，儘量「避免使用創傷字眼」，不宜直接處理太深層的個人議題，可採用正向花語安撫並與災民溝通。

> 災民無暇顧及個人衛生狀態，久待救難中心的心理有時會有身體清潔不夠乾淨的罪惡感，此時可運用「清理淨化」主題的花精協助解除身心內外的不潔淤塞能量。

34 公益索取救難站

【雙北】	Verna 0955-982772 (古亭&新店)	Melodie 0916-566683 (內湖)
	黃文綺 0918-512328 (松山)	Victor 0989-427588 (大同)
	王毓惠 0921-892275 (台北景美)	
	Susan 0988-733393 (中正&三重)	食在自在 02-23632178 (土城)
	Lydia 0972872558 (板橋)	祁芳伃 0921-479676 (板橋)
	林沂霏 0905-687194 (永和)	黃宣文 0966-096591 (中和)
	林曉薇 0937-186893 (新店)	卡士勝 0975-180689 (新店)
	June 0963-304615 (深坑)	Isabelle 0929-690109 (基隆)
【北部】	Monique 0916-926662 (桃園平鎮)	Shin 0960-385385 (桃園大園)
	涂正勻 0916-392532 (桃園楊梅)	曾蕙安 0911-112326 (新竹)
【中部】	塔 拉 0939-806928 (台中西區)	泛蓋亞 04-2463337 (台中西屯)
	Melissa 0921-765456 (台中南屯)	Fiona 0972-752890 (台中西屯)
	植癒心言所 千雅 0935-158868 (台中北屯)	
	蒲家怡 0965-235801 (南投)	簡妙珊 0937-258688 (南投)
【南部】	Jenny 0901-308275 (嘉義)	paulalala 0975-701997 (台南)
	姿瑜 0986-152221 (高雄仁武)	楊棌琳 0929-650490 (高雄鼓山)
【東部】	Patty 03-8311058 (花蓮市)	黎悠 0919-134626 (花蓮鳳山)
	Joseph 0981-164-788 (花蓮秀林)	Iris 0932-213347 (台東市)

索取背景：遭遇地震、重大災難、戰爭、弱勢家庭、疫情間醫護支援

持續邀請台灣與離島各地療癒師申請成為花精救難站。

籌辦災民支援活動的注意事項

在與災民互動時，請儘量避免使用「創傷」的字句，在災難現場不宜直接處理太深層的個人議題，療癒師可採用正向花語安撫並與災民溝通。另外，可以使用簡易問卷來了解災民的迫切需求，以提供適用的花精，問卷內容及用字要簡明易懂方便做答，用選擇題型讓參加者勾選身心狀況，而非開放式問答。

另外，因為在救難與重建期間，災民無暇顧及個人衛生狀態，久待救難中心的心理有時會有清潔不夠乾淨的罪惡感，此時可運用「清理淨化」（《別冊》39頁）主題的花精，協助災民解除身心內外的不潔能量淤塞狀態。

一場突發的重大災害所造成的「驚嚇」，時常會觸發個人內心及潛意識中深藏已久的議題再現。因此，災後前期建議使用「緊急救難主題」的花精，而後出現的情緒議題，例如：倖存者的罪惡感，或是面對漫長災後重建的茫然無助感，覺得命運不公的憤怒感……等負面情緒，就會需要當地療癒師持續協助。在日本311地震後，多位療癒師仍持續定期訪問災民和救難中心，提供個案服務或團體支持活動，療癒師們會提供花精、芳香精油或按摩等等綜合方法。然而，療癒師也需尊重災民是否願意接受這些照顧，當療癒與個案都有意願，才能真正有效幫助災後心理創傷的身心重建。

歐洲與日本的環境療癒經驗

1986 年 4 月 26 日，位於烏克蘭首都以北的車諾比核電廠發嚴重外洩事故，對當地 21 萬平方公里土地及空氣造成了嚴重的核汙染，放射性汙染嚴重影響當地居民的健康，導致 35 萬多名居民必須撤離，預估該地鈽輻射的半衰期預估需要 2.4 萬年。

因應這樣的歐洲環境災難，「PHI 洲際大地」的製作者科特老師在 1993 年 6 月去到車諾比製作出「T1 精素」，這個精素的製作方式與效果有如順勢療法「相似者能治癒」，因此「T1 精素」的能量可以吸收並離子化輻射能量。

科特老師的經驗發現，將「T1 精素」加上「海豚精素」的兩瓶組合，一起放置在受污染的土地與水源地，能對環境有清理跟滋補的功能。

科特老師也在日本地震後的福島進行同樣的輻射土壤療癒及工作坊，協助當地居民清理災後的身心影響，也記錄災後多年輻射數值的療癒報告。因科特老師的推薦與示範，一位住在福島的療癒師就贈送這組精素給當地農夫，幫助他們重振疲弱的土地與植物，以及淨化受損建物和房屋的能量。

PHI T1 精素
滴瓶｜以能量頻率來處理輻射合作，可以協助減輕環境或療程後的輻射負面影響，處理面對遭受輻射污染的脆弱感，參考 135 頁。
T1 建議只能外用，不能與其他花精或精素混配。
使用方式請參考官網詳細說明。

PHI 海豚精素
滴瓶、噴霧、花精霜｜帶來愛的訊息，是非常高頻率的能量與另一個次元的入口。促進所有的脈輪與能量核心的和諧與淨化。可用於野外水資源的淨化。參考 119 頁。

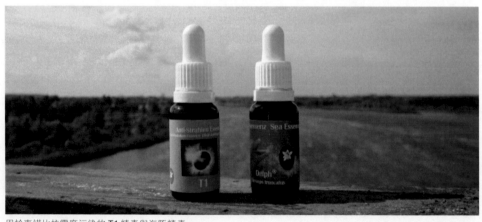

用於車諾比核電廠污染的 T1 精素與海豚精素。

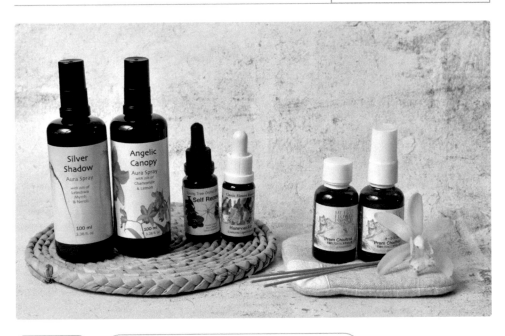

花友心得

> 可以用花精水為生病家人擦澡，舒緩了全家人憂慮
> 與病房不安的氛圍，最後的相處時刻帶著溫暖能量。

> 面對親友離世的驚嚇與悲傷，以及治喪期間
> 禮俗繁多，可從緊急、淨化、保護、耐力與悲
> 傷情緒等幾個主題花精選用來協助家人。

> 不只用於臨終前，在大體移靈、靈堂空間、頭七
> 到七七等祭拜法會，都適合使用，讓往生者在花
> 精與光的能量中順利前往下一段旅程。

面對死亡的過程，臨終者或病人與家人時常處於緊張的心情，富士山花精的「為臨終過程中帶入光明花精」可舒緩不知何時往生時刻的緊張感。曾有花友為家人用花精水來擦澡，舒緩了全家人的恐懼憂慮與病房的不安氛圍，讓最後的相處時刻帶著溫暖能量。擦澡以外，也可以將花精滴在病患嘴唇，或是將花精噴霧噴灑在房間或病房等等用法。

也建議可以選擇調整風水能量的「蘭花花精、雷光風水精素、麥田圈精素」，滴灑或整瓶放置在病人或臨終者的周圍，幫助空間與周遭的人們保持能量安定，協助臨終者安穩跨越靈肉分離的往生過程。

日本民間習俗因也有「做七」的文化，富士山花精製作者中澤老師建議的使用時刻不只在臨終前，在大體移靈、靈堂空間、頭七到七七等祭拜法會，都適合使用「為臨終過程中帶入光明花精」，讓往生者在花精與光的能量中順利前往下一段旅程。

家人照護

當你面對親友離世的驚嚇與悲傷時，可以先使用「急救花精」（《別冊》36頁），安撫自己與家人的心情。準備告別式的過程中，如果持續感到悲痛難耐，可加用「心輪主題」的花精（《別冊》60頁），減輕內心沈重和悲痛感。治喪期間禮俗繁多容易讓家人體力耗竭，也可以參考能協助恢復「活力與耐力主題」的花精（《別冊》45頁）。

準備告別式期間，需時常進出靈堂或殯儀館，有些敏感的人容易感到身體不適或受到能量干擾，可在出門前使用「防禦保護主題」花精（《別冊》42、43頁），回家進入室內前使用「淨化清理主題」花精（《別冊》39頁），特別推薦一個蘭花花精銀色之影花精噴霧（Silver Shadow）的保護兼清理效果非常顯著。

告別式後續關懷

針對失去親友的悲傷與失落感，推薦兩個花精：巴哈花精的忍冬花精（Honeysuckle）與蘭花花精的自我更新花精（Self Renewal），用於協助家屬在悼念儀式後，逐漸舒緩失去至親的思念、傷慟及絕望 ...... 等情緒波動，在撫慰哀悼悲傷後重新恢復內心的安穩。

最後，如同先前「緊急救難花精」篇章提到，面臨重大變故或災難事件時，心理及潛意識深藏的情緒議題會容易被觸發。例如：家庭成員有與往生者未解的問題、前世議題浮現、親友過往衝突與心結再次浮現，甚至引發更複雜及深層的議題時，請向專業療癒師尋求協助進一步的花精調配建議。

蘭花花精 Self Renewal 自我更新
滴瓶｜當親近的人逝世後，悼念儀式後仍有一種空虛或寂寞的感覺。

蘭花花精 Silver Shadow 銀色之影
噴霧｜感知到靈堂或殯儀館的有靈環境仍有安全感，讓外來的能量不會沾黏。
這瓶不適合用於臨終者與亡者。

富士山花精 Prem Chivitraa （為臨終過程中帶入光明）
滴瓶、噴霧｜在臨終轉生的過程更順利。幫助接受死亡。
協助靈魂離開肉體後的過程。在往生和往生後的儀式。

PHI 巴哈花精 Honeysuckle 忍冬花精
滴瓶｜放下過去的悲傷、痛苦、回憶與自責感，正面地反思這些回憶，免於沈溺其中。

LTOE 蘭花花精

Living Tree Orchid Essences

特別主題
骨盆區、防禦保護、更高脈輪、陰影

2018 年後新品收錄

非洲大樹花精

Platbos Tree Essences

特別主題
五元素、非洲大樹神諭卡

2018 年後新品收錄

富士山花精

マウントフジフラワーエッセンス

特別主題
四季使用方法、外用淨化

雷光風水環境精素

レイエッセンス

特別主題
特殊天文時間、入門組、覺察組

2018 年後新系列收錄

花精實驗工作坊

Flower Essences Lab

台灣與海外獨立
療癒師製作花精的故事

印度 喜馬拉雅山
花朵促進精素

Himalayan Flower Enhancers

澳洲蘑菇精素

Tasmanian Wilderness Essences

特別主題
蛻變、伴侶與單身的愛與性

2018 年後新品收錄

PHI 洲際大地系列

PHI Essences

特別主題
海洋生物精素
深海精素
麥田圈精素
仙人掌花精
歐洲野花花精
巴哈花精
新上架品牌全收錄

O2 蘭花花精

Living Tree Orchid Essences

製作者介紹：唐·丹尼斯 Don Dennis

唐老師出生於美國，他與家人目前住在蘇格蘭的集亞島。唐老師於 1975 年在英國留學時首遇巴哈花精，1995 年設立「IFER 國際花精總代理公司」與「Living Tree Orchid Essences 生命樹蘭花花精中心，後稱 LTOE 蘭花花精」，1998 年開始培育蘭花，並製作出第一個蘭花花精，2019 年在台灣出版《蘭花花精療癒全書》中文版。

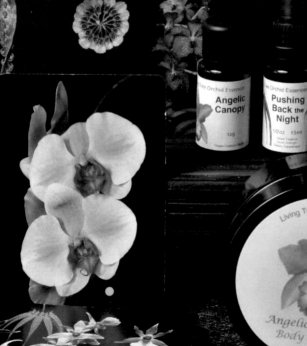

蘭花花精療癒全書
唐丹尼斯 Don Dennis 原著·張之芃 編譯

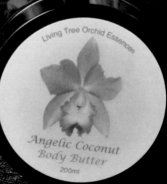

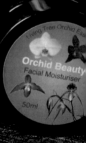

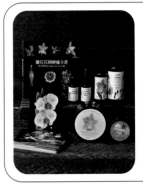

蘭花花精品項
· 滴瓶花精 15ml，內含花精水與保存酒精。
· 噴瓶花精 30ml，內含花精水與保存酒精（特訂）。
· 花精糖球 12g，成份為 Xylitol 木糖醇（特訂）。
· 21 種空間噴霧 100ml 與 50ml，內含花精水、保存酒精與精油
  （50ml 需特訂）。
· 2 種花精霜 50ml~200ml，基底霜由集亞島當地鄰居農場製作。
· 《蘭花花精療癒全書》、蘭花花精卡、原廠木盒。

製作蘭花花精

唐老師首次受到蘭展邀請，在 2021 年的台南蘭展研討會上所發表的故事

　　1998 年 9 月某個夜晚，我經歷到與蘭花的內在心靈對話後，自此深受吸引並投入蘭花花精的製作至今 25 年。製作蘭花花精時我們不會切下花朵，所有使用到的花朵都完好無損地留在植株上，我要做的事只是將花朵上少許的生物電能的氣導入碗內的水中，並用酒精將這個氣留住。

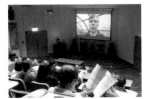

2021 年台南蘭展是唐老師第一次受到農業展覽的講座邀請。

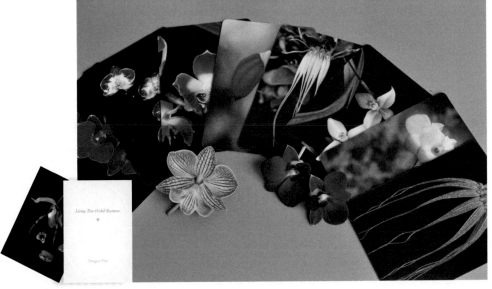

蘭花花卡（新設計待出版）。

　　自從第一個花精打開愛花精（Unveiling Affection）誕生以來的，我們製作出 100 種單方蘭花花精，也透過與同事安卓·布理托 —— 巴巴布雷醫師（Dr. Adrian Brito-Babapulle）密切合作，持續開發了約 80 多款複方花精。

　　製作蘭花花精的初期是以英格蘭南部為據點，隨後的 17 年則一直都住在靠近蘇格蘭西部海岸的集亞島上。在這裡，蘭花可享有一個非常純淨平和的生長環境。我們的溫室距離海邊僅數百公尺，因此空氣品質非常乾淨；集亞島具有特別的氣候，可讓蘭花免受英國本島那樣的極端冷熱氣候的考驗，意外成為種植蘭花和製作花精的理想地點，這裡也成為我們提供花精及與世界各地花精同好的交流據點。

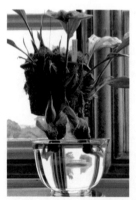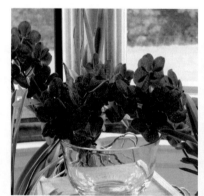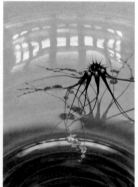

蘭花花精的製作，由左到右：勇氣之聲（Voice of Courage）、恩典之中（Being in Grace）、安在核心（Core of Being）。

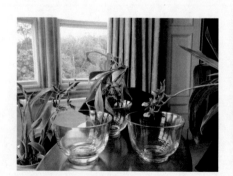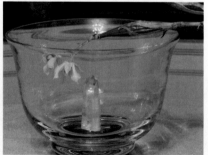

多株與加入礦石一起製作的蘭花花精：真實連結（True Connections）、內在平靜（Inner Peace）。

蘭花花精的效用

花精的能量會在人體內流經經絡，並作用於脈輪，這點適用於所有類型的花精。而蘭花花精的特別之處，是能進入超越人體更高層次的脈輪（別冊64頁）、能量中心並作用於上。就像是在名為宇宙的池塘當中激起漣漪，勾勒出我們在精神上與宇宙間的互動關係。正因如此，蘭花花精具有深厚的影響力，能夠協助到某些累世難解的生命議題。

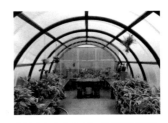

花精中心在2020年12月遷至集亞島北邊的新址。
這是唐老師的第三座溫室，因為集亞島上常有時速數百英里的強風，這個全新溫室的結構經過暴風雨級測試，可抵禦每小時120英里暴風的強風吹襲。唐老師認為這個溫室是他至今最為堅固的，同時也是讓蘭花舒適生長的最佳空間。

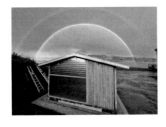
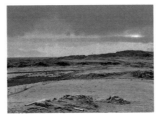
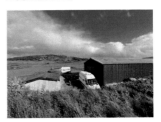

舉例一個神奇療癒的案例，這位個案在接受古典歌唱的訓練中傷到較高層次的脈輪，20年間因此飽受睡眠障礙所苦。經過測試後找到適用的蘭花花精，使用數次便協助改善了睡眠議題。另外，像是在兒時受虐或創傷的經歷，可能會使心輪阻塞，進而產生各種人際關係上的問題，蘭花花精也能有效消除這類的阻塞。

我們注意到，蘭花花精不僅可作為「花藥——花的處方」，協助人改善負面狀態，也可以作為「促進精素」，用來促進靈魂品質提升與演化，讓許多種蘭花花精都能夠改善使用者的冥想體驗（參考13頁與別冊28頁）。因此，你不需要等到身心不適時才來使用蘭花花精，而是讓這些「促進精素」的能量在先前就可以協助你。

各位可能認為180多種蘭花花精數量非常豐富，但請一起想一想，蘭科約有2萬5千至3萬類品種，人類更持續配種出50萬種蘭花，我看到蘭花的未來研究不僅範疇廣大，作為花精的潛能更是無可限量的。

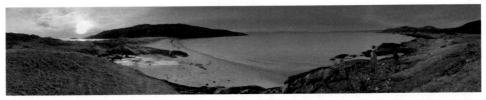

蘇格蘭集亞島的美麗風景。

特別主題

骨盆區主題

長年與「蘭花花精」品管合作的安卓醫師，他研發出的「療癒能量肌力測試學（Therapeutic Energy Kinesiology，後稱 TEK 肌測）」，可用於檢測出情緒、營養、身體與能量不平衡的狀況。安卓醫師發現，許多的能量干擾都在骨盆區域，而女性發生狀況多於男性。當修正了骨盆區的能量阻塞，身體與能量就會獲得極大程度的療癒。「TEK 肌測」還能夠檢測脈輪的活力，以及確認一系列的能量閘口是否受到負面能量侵擾，並可配合多種蘭花花精來修正這些不平衡的能量點。

第 1 與第 2 脈輪的神聖能量會通過骨盆區域，當親密關係或是性能量中帶有憤怒、恐懼、罪惡和羞愧等情緒的負面干擾，骨盆區的脈搏點就會停止運作，而成為「死亡骨盆能量狀況（Dead Pelvis Syndrome）」，簡稱 DPS 狀況」。DPS 狀況較常見於女性或有陰性特質的男性，代表人的內在力量受到抑制或壓抑。例如：女孩從年輕時幻想「王子與公主從此過著幸福快樂的生活」，但成年後面對現實則是「女性需要工作、扶養小孩與扮演母親的困境」；或是因承受宗教禮俗及道德文化的性別刻板，而壓抑了生理需求，甚至是在伴侶關係中的憤怒，都可能造成 DPS 狀況發生。

蘭花花精中與 DPS 狀況相關約有十多種花精，也可使用「三瓶組」的特別 63 天療癒配方組合。

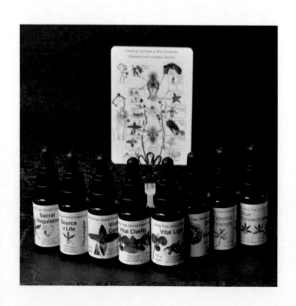

「TEK 肌測」與蘭花花精對應主題包括有：自我認同、自由度、照顧自己、等待、自責感與靈魂契約、宇宙能量連接、陰影影響、困住原型、骨盆能量、命門陰陽與父母議題、通暢表達、能量入口保護等 30 多個花精主題選項的檢測內容。說明可參考 2018 年《花精之友應用手帖》20 頁與《蘭花花精療癒全書》44 頁，預約個案請洽花精之友官網。

身體下三脈輪	
Sacral Regulator 神聖椎底調節	讓第 2 脈輪能量增強，更新命門能量場。
Sacral Release 神聖椎底釋放	釋放第 2 脈輪內的潛意識壓力，打破低能量。
Source of Life 生命源頭	針對第 2 脈輪，重新點燃性能量。
Vital Core 活力核心	強力供給第 1 及第 2 脈輪經絡能量，移除阻塞能量。

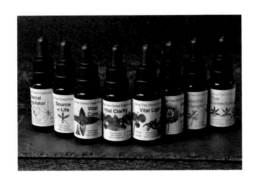
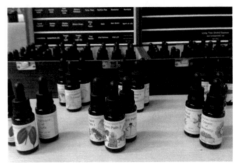

DPS 狀況的「三瓶組」療程

三種花精建議可以依序每日一種的輪用方法，滴數參考瓶身說明。建議持續使用 63 天。歡迎聯繫花精之友或合作療癒師為您檢測適合的花精。

三瓶組	
基本三組合	平衡骨盆區域 DPS 狀況的第一層次：Unconditional Snuggles 無條件的擁抱＋ Unveiling Affection 打開愛＋ Child's Play 孩戲
愛的三組合	支援第 4 脈輪、打開心中的愛：Heaven's Gate 天堂門＋ Moon Child 月亮小孩＋ Love's Secret 愛的秘密
天空三重奏	增強第 1 脈輪與第 2 脈輪：Crown of Serenity 寧靜之冠＋ Celestial Triangle 天空三角＋ True Connections 真實連結
活力三組合	帶給腹部複雜體的力量：Vital Core 活力核心＋ Vital Clarity 活力清晰＋ Vital Light 活力之光
靈性三組合	走入靈性道路有更強的清晰感：Spirit Path1 靈性道路一＋ Spirit Path 2 靈性道路二＋ Spirit Path3 靈性道路三
新組合	溫和地溶解黑暗能量，更容易接近本我智慧，並在心中定錨：Clarifying the Shadow 明晰陰影＋ Revelation 啟示＋ Pure Innocence 純潔天真

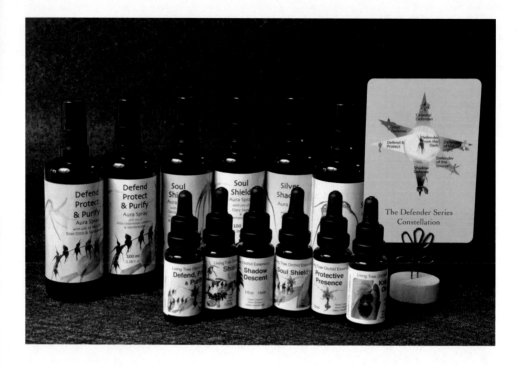

防禦保護主題

　　人體的能量系統入口群是漏斗狀往外延伸，通常這些漏斗有一個「閥」，功能是為了防止負面能量入侵。如果這些閥無法正確的運作時，負面能量就會進入人的能量系統、造成能量洩漏，而無法保護自己免於其他人的負面能量影響。當這些入口群被環境的殘渣填滿，能量場也會停止正確運作。

　　蘭花花精在防禦主題提供 11 種複方與多種單方，除了滴瓶以外也有空間噴霧的選項，皆能提供身體能量體場的完整防禦。

　　選擇保護防禦的花精有許多方法，你可以根據花語描述的脈輪區域，或者可以用肌力測試來確認入口閥是否受到干擾，建議可以「第 6 脈輪」作為測試點與使用位置。

單方花精	
Defender from the Dark 防禦黑暗	幫助對抗、抵禦黑暗與邪惡能量（滴瓶與噴霧）。
Knight's Cloak 騎士斗篷	女性受到八卦攻擊，協助保護後頸能量出入口（滴瓶）。
Protective Presence 保護現前	旅程順利、行李平安（滴瓶）。

適合每日常用（有滴瓶與空間噴霧）	
Celestial Defender 天空防禦	冥想時守護第三眼與頂輪，思緒的清理。
Defender from the Dark 防禦黑暗	不被黑暗力量所威脅，反抗黑暗能量的淨化與保護。
Defender of the Light 光之防禦	第三眼的強大擴張時的保護傘。
Defender of the Source 本源防禦	保護第 2 脈輪，免於性能量干擾、女性助人者適用。
Defend & Protect 防禦與保護	展現強烈的專注，避開惡意的影響，提供靈性鎧甲般的保護。
Soul Shield 靈魂盾牌	多層面的廣闊支持與保護，協助光工作者與助人者堅定力量向前。
Shadow Defense 陰影防禦	療癒師常用款，面對內外在雙重陰影時提供強力支援。
Vital Defense 活力防禦	釐清第 2 脈輪的陰影與混亂包袱。

深度防禦適合短期使用	
Defend Protect & Purify 防禦、保護與淨化	可全面多功能保護以太體（滴瓶與噴霧）。
Shield of Light 光之盾牌	鏡面反射般的隱形保護，讓負面能量不會穿透氣場，免於黑魔法的控制（滴瓶與噴霧）。
Silver Shadow 銀色之影	淨化靈體影響首選、強效隔離外在負面能量（僅有空間噴霧）。

更高脈輪主題

　　蘭花花精有獨特的製作方式與時程，除了採用不剪花製法以外，製作時間更依照個別蘭花的需要，製程甚至可能長達24個小時，這點是與「巴哈花精」的傳統製作守則十分不同。

　　蘭花花精合作的靈視專家——彼得‧泰德（Peter Tadd）在施展靈視時看到蘭花花精可進入「更高脈輪」的運作，這是高於頂輪之上的脈輪，先是 7 個為一組，接下來是另外 5 個為一組的更高脈輪，並持續攀升至 20 幾位數。彼得表示蘭花們是非常純淨的意識，蘭花花精使用的是星光和宇宙能量，是純白與安定的光芒，他們來到地球，是要幫助我們重新與宇宙或是超越性的靈性本質重新連結。

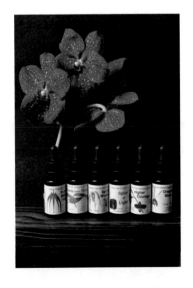

當在蘭花花精的花語有提到更高脈輪的數值，通常是由安卓醫師運用 TEK 肌測，確認出每個蘭花花精可達到的更高脈輪。花精之友主持人曾親身見證安卓醫師如何檢測花精能量，是在 2015 年 8 月唐老師製作出來「自時間種子花精（Seeds from Time）」母酊的隔日，安卓醫師將花精放在主持人身上作為受測者來檢測，當母酊瓶一放置身上，主持人得到這個花精的能量是「超過 20」的訊息，而後安卓醫師便依次確認能量是否作用於更高脈輪，最後得到這個花精的能量可以揚升達到第 14、19、20、22 脈輪的結論。

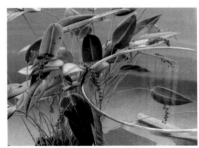

製作「來自時間種子花精」。

「PHI 洲際大地」的製作者科特老師認為蘭花是群花中最能顯化高能量的類別。蘭花的獨特樣貌有些像昆蟲、器官或符號，甚至也有像天使型態的蘭花，如此豐富植物型態與色澤，展現出蘭花是最高等級能量。蘭花的能量振動屬於天使界，可連結宇宙、個人與地球，協助療癒人類與地球。因此，在寶瓶世紀許多人的靈性開展，也將有更多人受到蘭花的召喚。

Clarity of Spirit 心靈清晰	開始作用於第 4 脈輪，揚升越過第 21 脈輪，朝向永恆，超越群星。
Dragon Mask 龍面具	能量運作可達 第 27 脈輪，讓人能夠從更高層次來了解。
Higher Courage 更高勇氣	提高視野延伸至第 29 脈輪 ，從宇宙生命看集體意識。
Highest Reflection 至高反照	開始運作由第 3 脈輪，進展到第 25 脈輪，可清理小我。
Metal Element 金屬元素	影響到第 27 脈輪之上，對於 DPS 和第 4 脈輪有用。
Purity of Soul 靈魂淨化	修復心輪與前世創傷，加強作第 20 到第 29 脈輪。
Pushing Back the Night 推走黑夜	將頂輪處的阻礙推到磁場層之外，垂直擴展意識。
Seeds from Time 來自時間種子	往第 22 脈輪揚昇，對宇宙有更深的理解 。
Spiral of Light 光之螺旋	通往群星的螺旋，重新校準再次與更高的目標結合 。
Stairway to Heaven 天梯	專注於內在，點亮更高脈輪的道路，開啟垂直入口。

陰影主題

　　陰影的層次可包含成長過程中我們所否認和排斥的特質，例如：個人層面被壓抑的幻想、願望或衝動，社會集體層面中對文化、族群、權力、仇恨等共同欲望的衝突，或是攸關到人類對鬼神善惡的不平衡與排斥。這些特別強力的「陰影影響」會改變靈魂的旅程，並且影響到肌力測試的選花結果。因此在使用蘭花花精的療癒過程中，必須先認辨識出陰影，並停止陰影的影響，以免扭曲了花精療癒的效果。

　　對此，當使用蘭花花精後有不適感並且多日尚未減輕時，可考慮是陰影的影響，此時可使用「陰影戰士花精（Shadow Warrior）」來停止陰影負面作用、平衡陰影與光明，並釐清內在視野。

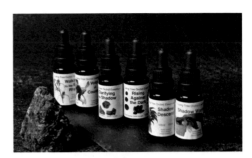

　　陰影影響也會影響到生命中重複思考與行為模式這樣的「困住原型」包括有：小孩、受害者、破壞者、倡伎、小丑等等原型，可以透過蘭花花精的幫助，讓你意識理解到自己的脆弱或恐懼，如此就能轉化困住原型，反之變成幫助你完成夢想的盟友，做出正向的選擇，朝著活出真我完成夢想的旅途前進。

陰影基本組（由淺到深）	
Shadow Warrior 陰影戰士	整合陰影面，停止陰影互動，清理觀點。
Shadow Descent 陰影降落	接受內在的陰影面，讓心靈回歸整體。
Shadow Defense 陰影防禦	對抗內在與外在陰影元素的保護。

陰影相關組	
Clarifying the Shadow 明晰陰影	總集深度的陰影影響，是人類心靈進化的需要品。
Rising Against the Dark 揚升禦黑	讓深層的業力議題溫和地浮出表面。
Shadow Facing 面對陰影	正視最深的恐懼，生靈議會的薩滿神秘。
Shiva's Crown 濕婆之冠	靈魂神性契約，與頭頂夢點能量的陰影面有關。

處理困住原型	
Walking to the Earth's Rhythm 大地頻行	回到 DNA 的原始能量印記。
Voice of Courage 勇氣之聲	帶來勇氣，更新與承諾靈魂此生的深層目標。
Fruits of Courage 勇氣果實	發揮靈魂最深刻的潛力勇氣，滋養促進星光體。
7 Element Essences 蘭花花精 7 元素	可調整 7 個脈輪與壓力點。

蘭花花精新品
2018 年《花精之友應用手帖》出版後的新品

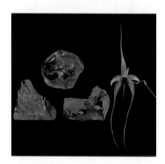

Aura Clean Spray 疫氣清理

Internal Cleansing,Shungite, Amethyst
·僅提供不含精油的 30ml 與 50ml 噴霧

這個複方是源於日本療癒師的疫情配方，請品管安卓醫師接續檢
測，再由製作者調配出的複方。
這個組合可以清理疫情期間的能量印記，適合用在人或是衣物、
環境。疫氣不只對身體有影響，更讓人容易有攻擊性與心情低落
狀態，這個複方可阻擋干擾的負面氣場。

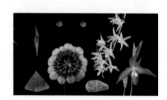

Being Within 在內心中

Crown of serenity, Furnace of Life,Purity of Soul ,Amethyst ,Ruby ,
Cleaning the Way / Self Belief

這個複方可用於處理矛盾，不論是身體或靈性的兩極差距，或生
活中的拉力，協助轉化各式各樣的挑戰。
運作在很高層次，可幫助人解除矛盾跟壓力，開啟頂輪，接著讓
第 2 脈輪與心輪與更高的靈性本性連結。

建議使用方式：
5 天內、每天使用一次。接著是 6 週期間、每週使用一次。

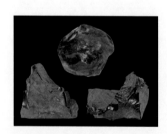

Clarifying the Shadow 明晰陰影 \ 母酊

Shungite, Amethyst 紫水晶、次石墨

這個複方是結合紫水晶與次石墨的母酊，提供深層保護與清理氣
場，特別是遇到心靈攻擊並影響到氣場時，例如：受人操縱而導
致有頂輪及海底輪的問題時，可以調整頂輪以下核心群的連結，
特別是脊柱的能量系統。
可以打開心輪、海底輪與頂輪的連結，或當有喉輪問題而無法順
暢表達時，這個精素的能量的運作，可增強清明的思考，讓人容
易冷靜地做出決定，舒緩情緒的不平衡，讓判斷不受到負面經驗
所蒙蔽。也有益於冥想。
這個母酊可處理陰影的影響與過去的痛苦感受，就像 2020 年疫
情以來所帶來的各種議題，是人類需要面對的課題，人類心靈的
進化需要這個母酊的協助。

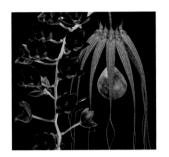

Coming Alive 返回元氣
Rising Against the Dark, Pushing Back the Night, Emerald

當你需要促進增強效果時可用這個複方，可以帶給人整體平靜感；或是要面對全新未知領域的探索時，可讓內心生出堅實的應援。適合用於疫情後的身體力量恢復期，使用者回饋這個花精帶來極顯著效果，反應細微但能持久，需要支持的部位都可獲得支援。

建議在最初幾天經常使用，初次使用的 24 小時內使用 2-3 次，每次 4 滴。

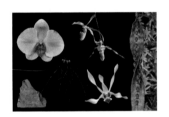

Energy Matrix Protection 能量母體保護＼5G 新配方
Light of My Eye, Core Release, Moon Child, Wisdom of Compassion,Narnia Sphagnum Moss,Spiral of Light,Shungite

這個複方的原始配方是為了因應日本 2011 年地震和海嘯後令人擔憂的情況，用於創建體內健康的能量母體保護與支持，也對現代的各種電磁波干擾問題會有所助益。
製作團隊因應 5G 的環境改變，在 2020 年 4 月起改良並加入次石墨精素（Shungite）跟光之螺旋花精（Spiral of light），新配方不再加入海鹽。5G 新配方可保護身體能量，免於負面電磁波，減少 X 光、飛機輻射、手機或輻射治療伴隨來的電磁波影響，包括處理 5G 的身心影響。

註：因配方含有具有強力往下能量的苔蘚精素（Moss），不建議懷孕的花友使用。

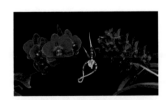

Heart Time 心的時間
Compassionate Heart、Spirit of Healing Heart,Heaven Gate
這個複方可協助心的節奏不穩定或過於快速的人。

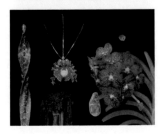

Highest Reflection 至高反照
Dragon Mask, Spiral of Light, Black Tourmaline, Ruby, Rising Flame
由第 3 脈輪開始運作，清理這裡有關的小我，然後進展到第 25 脈輪，這裏是自己的最高反照。包含了古老魔術石的黑電氣石，可保護免於邪惡咒語的護身符，讓負面能量或毀滅力量離開也可抵抗輻射和環境污染。

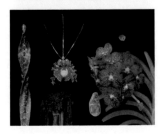

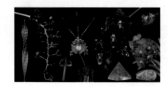

Light Relief 輕盈減壓

Dragon Mask,Rising Against the Dark, Rising Flame,Spiral of Light, Thymic Heart, Amethyst ,Gold 24K, Ruby, Spectrolite, Black Tourmaline 內含 52 滴的母酊

讓我們停止過度用力生存，功效如同「拔起插頭」，可直接釋放疲勞，免得我們過度耗竭。協助處理慢性或是長期壓力，適合在午休小憩使用，但不會影響夜間的正常睡眠。若是急速或緊急狀況的放鬆，比較適合的是緊急紓緩花精（Immediate Relief）。

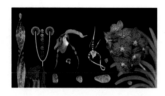

Meditation 靜心冥想

Spiral of Light,Achord, Dragon Fire, Heaven's Gate,Rising Flame

通暢脈輪，從第 1 到第 14 脈輪、再從第 14 到 21 脈輪，甚至可達到第 24 脈輪，那是人類靈魂與神性的整合之處。這個複方是為了靈魂之旅能有更深靜心冥想而搭配

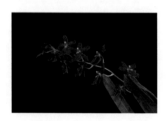

New Beginnings 從新開始

Oncidopsis Living Fire "Redman,Citrine 文心蘭、黃水晶

這個花精製作於 2020 年 12 月的聖誕節，當時有土星跟木星與伯利恆之星合相等獨特力量，製作時並加上了「黃水晶」。花精能量可達更深層的太陽神經叢及喉輪，為其生成堅強的基礎。不論未來面臨何種不可知的大自然氣候或疾病的變化，這個花精可有力地協助開啟新的計畫，擺脫華而不實的高談闊論，從過往成功模式中學習，保持低調來度過強風的挑戰。你會有信心並表達出真實的自己 (而不是別人希望你成為的那樣)，讓想法合理落實。

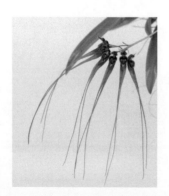

Pure Innocence 純潔天真

Bulbophylum tingabarynum 豆蘭

這是整個蘭花花精系列的能量基石，精準的說是一種「滋養型花精」，幫助人重建遺忘掉的心與心智的品質，呈現本源深層的天真意識。可協助上癮行為或讓人疼痛的情況，幫助人平撫與放下負面習性，帶來勇氣去辨識與留意這些行為模式，然後釋放它們。可以讓人返回喜悅，讓靈魂開放朝向新的可能，讓人與本源能夠再度連結。

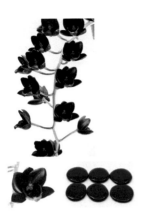

Rising Against the Dark 揚升禦黑

Fredclarkeana After Dark,Obsidian 黑珍珠飄唇蘭、黑曜岩

這個花精製作時間在 2019 年 1 月的血月，可在心輪處穿透壓抑情緒的表皮，人就能夠安全地處理隱藏議題，讓心有所保護。當覺得自己被卡住、像是身陷泥濘那般，或是情緒無法順暢表達、寂寞無人能解、想要投入生命卻無法做到，或是想安穩入眠的人，這個花精都可以有所協助。因加入黑曜岩可連結人與更高目標和使命，讓人保有希望、信念與信任，也讓深層的業力議題溫和地浮出表面。此時正是負面能量最強烈的時候，這個花精可在這個心靈虛弱時刻，趕走任何層次的負面力量。

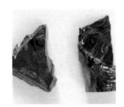

Shungite 次石墨 \ 母酊

讓我們連結大地之母，喚醒人的新意識到更高脈輪，這個精素首先會療癒到第 1 脈輪。當你的能量需要專注於目標，次石墨精素可以引導你，更有力量實現。對淨化、落地、療癒跟保護的層面有顯著益處。你可以用這個精素作為加強其他礦石或神秘學的工具。安卓醫師建議使用錫箔紙或防電磁波的布袋包覆瓶身，以防止外部影響，適合與 5G 新配方的「能量母體保護（Energy Matrix Protection）」隔天輪用，效果會更好。

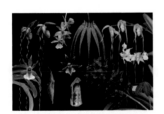

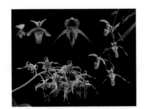

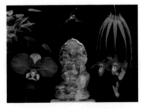

Spirit Path 1 靈性道途一

Spirit of Life、Inner Peace、Karmic calm、Healing the Higher Heart

Spirit Path 2 靈性道途二

Night Soul、 Light of my eye、 Protective presence、Redemption Dreams

Spirit Path 3 靈性道途三

Shadow facing、 Pushing back the Night、 Seeds from Time、Vital Light

「靈性道途一二三」這組複方，可以有效地啟動幾個穴位點來使之運作。
帶來重大轉化，最大意識到自己所走的靈性旅程，讓深層的療癒發生。
安卓醫師不推薦只用直覺或輕忽態度選用這組花精，
建議洽詢官網或療癒師確認你的能量場是否適合使用。

63

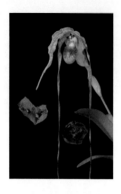

Stairway to Heaven 天梯

Phragmipedium Stairway to Heaven, Amethyst, Shungite
鬍拉密鞋蘭、紫水晶、次石墨

帶來內心的專注，點亮更高脈輪的道路，就像垂直往上機場的降
落燈，向上通往各個開啟的入口，意志力就可保持在自己身上，
有如哈伯太空望遠鏡在校對的過程。

這個花精可以重新調整人的內在鏡片，請在使用後閉上眼睛冥
想，體驗提升的振動感，是比絲線更為精微感受，是一種垂直的
超越感，會讓人安穩也更有覺察。

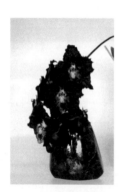

Thymic Heart 心中央

Oncidium Du Vieu x Menage x Oncidium Moulin de Louis,
Spectrolite 文心蘭、光譜石

在青少年或成年期時心輪有不合適的壓抑狀況，而停止了情感的
完整表達，這個花精可對應心輪區域，是星光體連接到第 27 脈
輪的通道。

可以清理心輪周圍一連串的能量接受點，會與慈悲之心花精
（Compassionate Heart）、療癒更高之心花精（Healing the
Higher Heart）、心的時間花精（Heart Time）等心輪主題的花
精有關。

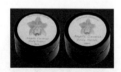

Angelic Coconut Body Butter 天使保護傘身心霜

加入天使保護傘花精（Angelic Canopy），是受困靈魂的撫慰，
可增加安全感。

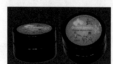

Orchid Beauty Facial Moisturiser 美麗蘭花保濕臉霜

花精臉霜搭配 5 個花精，
這個配方可協助您面對世界的自信，各花精加入 10 滴母酊。
★回應美之召喚（Rising to the Call of Beauty）：美就是真，真就是美。
★靈魂淨化花精（Purity of Soul）：清理小我模式，神聖儀式使用。
★就是我花精（Just Me）：做自己就好。
★清理道路花精（Clearing the Way / Self Belief）：勝任計畫與目標
的自信。
★純白之美花精（White Beauty）：無條件的愛。

蘭花花精常見 Q&A

 可以製作成花精糖球嗎，該怎麼使用？

蘭花花精的每一個單方與複方都可特別訂製 30ml 噴瓶與 12g 糖球，糖球成份為木糖醇（Xylitol），每次使用 3~5 顆，約 200 顆一個月用量，歡迎洽詢官網預訂。

 反應太強烈是否跟用量有關？

一般反應強烈不是跟用量有關，而要考量有「第二類反應」或是「陰影反應」，反應的處理方法請參考 33 頁說明。

 怎麼樣才算是陰影反應呢？

蘭花花精使用後的不適的反應可分為「第二類反應或是陰影反應」，第二類反應可能使用後幾秒到幾天會出現。若不適反應主要在身體左邊，或是持續了三天以上並未消除，建議加用陰影戰士花精（Shadow Warrior）來解除陰影影響。也可以洽詢官網與合作經銷夥伴討論反應的細節。

 為什麼有滴數建議呢？

蘭花花精會特別提供滴瓶的建議使用滴數，是由安卓醫師運用 TEK 肌測來確認的滴數。若花友自己會使用靈擺或肌測，可以參考《別冊》的靈擺表，來精準檢測個人需要的滴數跟使用頻率。

 空間噴霧的藍瓶、黃瓶有什麼差異呢？

差別在於搭配的精油香味，能量是相同的，可參考噴霧搭配的精油說明來選擇。（選配精油可參考官網或 2018 年《花精之友應用手帖書》59 頁）

 蘭花花精可以跟其他品牌的花精混用嗎？

因蘭花的能量層次特殊，製作團隊不建議隨意混合與其他品牌。使用蘭花花精後，最好的方式是可以靜坐 10-20 分鐘體驗能量的走向跟影響，之後再去使用其他的花精。

 可以多種蘭花花精自己混合配成複方嗎？

因為每一種蘭花花精的滴瓶都有精細的滴數跟能量結構，製作團隊不建議隨意混合蘭花花精（不論單方或複方）。若有需要，建議學習過處理陰影能量跟 TEK 肌測，就會知道如何選配。

 想要多種空間噴霧，需要隔多久再噴用呢？

噴霧並無特別噴用次數，花友可隨空間與周圍的能量狀況需要隨時補噴使用。

 若選擇多瓶蘭花花精，一天之間要怎麼使用呢？

蘭花花精一天之間使用並無瓶數限制，建議多瓶要分開使用，例如挑選了 3 瓶，可在早上、中午、晚上分別使用。若時間安排不容易，也可以每瓶使用後靜坐 10-20 分鐘後，確認能量走向與初步影響後，再去使用下一瓶。
一般狀況下，每瓶在一天之中可以使用 1 ～ 2 次，若有特別用法會在花語會詳加解釋，也歡迎洽詢官網或合作經銷夥伴協助確認挑選。

O3 非洲大樹花精

Platbos Tree Essences

製作者介紹：瑪莉莎・珍妮佛・沙曼 Melissa Jennifer Saayman

瑪莉莎老師與家人在 2005 年搬入布拉伯森林（Platbos forest），他們生活在這座魔法的千年森林保護傘下，以自給自足的精神與永續能源的方式來生活。

她受過園藝與芳療的訓練，帶著大愛和恩典，製作出非洲原生種大樹的花精向全球分享千年森林的療癒力。

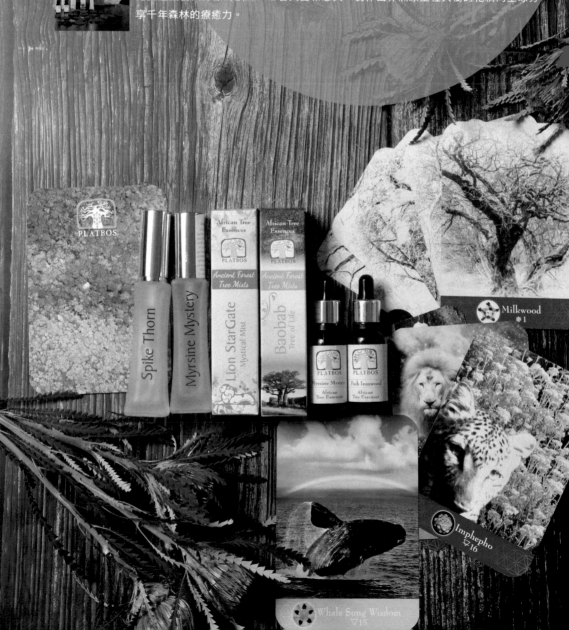

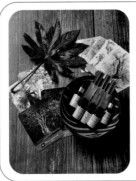

非洲大樹品項

· 滴瓶花精 20ml，內含花精水與保存酒精。
· 空間噴霧 30ml，內含花精水、保存酒精、色彩精素與南非當地精油。
· 大樹木靈擺，使用千年森林自然掉落木料，南非藝術家手工製作。
· 《非洲大樹神諭卡》。

加入千年森林的生活
瑪莉莎老師在線上課程分享的生命故事

這座獨特古老的「布拉伯森林」所在地就在人類祖先根源的南非，這座千年森林裡的沙丘地可追溯到幾百萬年前。1999 年我在懷著大女兒時寫下願望：「想要住在與城市有距離、周邊有原始森林的地方。我們可以住在生態小屋中，實現和諧與自然共存的生活」。2005 年我們真的搬來這座布拉伯森林，自己蓋木屋、利用太陽能發電等等......實踐了最初期待的自給自足的生活。

當我在森林中散步時發現小徑上的落花，因為我曾受過園藝訓練，因而不由自主地想研究這些花朵來自哪些樹。在這波研究中我開始對於這些樹的能量有了感覺，與大樹們一起靜坐，也接受到大樹們要給我的訊息。隨後還有一位靈視者對我說過：「大樹們想要跟妳一起工作，讓妳去教導樹的療癒能量，將樹的能量分享給眾人」。

布拉伯森林因雨水不多所以樹長得很緩慢，直徑 3 公分的小樹可能已有 80 歲，因此，這裡千年的大樹高度也不超過 10 公尺。森林裡主要由是 13 種非洲原生樹所組成，我也將他們的花朵製作成花精；令人喜出望外的是，在 2018 年我們竟然又發現了第 14 個樹種—密花樹（Myrsine Mystery Tree），這棵樹目前生長來源不明，是世界唯一的一棵，用於協助當代敏感的高靈魂的人們，度過寶瓶時代的轉化期。

我們在布拉伯森林不只製作非洲大樹花精，也從事森林教育與保育的工作，在當地森林裡開闢苗圃區，專門用來培育森林原生樹的小苗。從 2008 年起開辦復育森林計畫，與南非當地環保組織 Greenpop 舉辦每年植樹活動，至 2021 年已種下十萬棵樹。

花精之友也從 2017 年起每年春天邀請台灣花友們一起參與公益種樹，多年來在人類祖先的非洲祖地種下了上百棵苗樹，歡迎參與我們的種樹行列。詳情請參考花精之友官網。

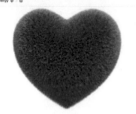

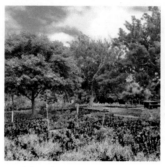

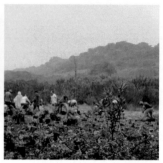

瑪莉莎老師感謝台灣花友們參與 2019 年公益種樹計畫，並邀請花精之友成為南非林地復育組織的成員。

布拉伯森林的原生樹苗圃。

南非每年舉辦植樹活動。

非洲大樹神諭卡

非洲大樹在 2019 年出版了非洲大樹神諭卡，瑪莉莎老師希望藉此可以幫助大家與大樹有更深刻的連結，並建議花友可以透過花卡來挑選花精。

每個非洲大樹都有「太陽卡」跟「月亮卡」，白底為太陽卡，黑底為月亮卡。太陽卡表示你的議題顯而易見，是目前顯現出來的狀態。月亮卡則代表你所面對的議題有深遠的根源，屬於較為深入的議題。

最簡易的使用花卡方法是：請先洗牌抽出一張，當選出月亮卡，建議使用非洲大樹的「滴瓶花精」；若選到太陽卡，則建議使用「空間噴霧花精」。

大樹卡除了用來選擇花精，也可以協助你的冥想練習，例如：請先安靜下來幾分鐘觀看卡裡的大樹圖片，在冥想中觀想自己與樹的呼吸相連，感受看看大樹是否有要給你自己的個人指引與正向訊息呢。

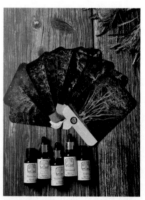

選到黑底的「月亮卡」建議使用滴瓶花精。

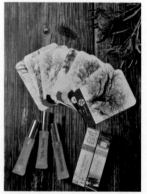

選到白底的「太陽卡」建議使用空間噴霧花精。

五元素主題

　　「非洲大樹神諭卡」中除了太陽卡與月亮卡以外，另有「五種元素卡」各代表「地、水、風、火與以太五種元素。卡面設計代表各自的符號，例如：獅耳花卡（Lion Ear Fynbos）的三角形符號是火元素的古老符號；猴麵包樹（Baobab）的以太元素是星星與古老卡巴拉的生命之樹符號；鐵樹花精（Fine Ironwood）的符號是第 5 脈輪，有趣的是鐵樹花型就長得就像梵語的第三眼符號。

　　瑪莉莎老師建議幾個與「元素卡」合作的方式，例如：當你選到鯨魚之聲（Whale Song Wisdom）的水元素卡，你可以在生活中正念運用水元素，像是多喝水，洗澡，多親近河海等，或是多觀察水元素的情緒特質，並運用不同方式探索、釋放與表達情緒。若抽到風元素的蜜蜂卡（Bee）可以在生活中多加練習呼吸、唱歌等等的聲音療癒。

地元素／非洲蠟菊／滴瓶、噴霧
清理跨世代的痛苦跟創傷療癒，讓負面循環終能夠破除，人類因此能夠自由地展開新世紀。

水元素／鯨魚之聲／滴瓶、噴霧
帶給光工作者保護與毅力，汲取亞特蘭提斯的力量，進入深層冥想。

風元素／非洲蜜蜂／滴瓶、噴霧
實現靈感，促進友誼，跳脫傳統思維開箱的創造力。

火元素／獅耳花／滴瓶、噴霧
分享夢想，進入光芒神性力量，知道自己正受到光的保護與支持。

以太元素／猴麵包樹／滴瓶、噴霧
在物質界上十分落地，完全活在當下，錨定於天堂。

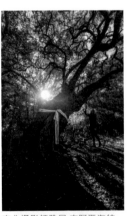

南非攝影師雅尼·克阿爾海特（Janik Alheit）拍攝森林的祖母級牛奶樹（Milkwood）。

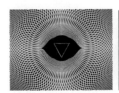
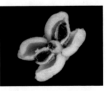

鐵樹與第三眼符號。

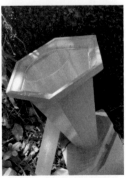

2021 年 8 月製作出蜜蜂精素。

非洲大樹花圖

　　想拍攝千年森林中的一棵大樹是極為困難的，因為大樹們長久以來彼此交融共同生長，很難只拍到一棵。瑪莉莎老師邀請南非當地攝影師凱莉·范德·默威（Kali van der Merwe）來為白天與晚上的大樹拍攝沙龍照，讓每一朵樹花都有獨特的照片紀錄，在花卡呈現出晶瑩透光的不同姿態。

African Wild Olive
非洲野橄欖（信心）

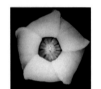
Black Bark
黑皮樹（知識）

Cherry Wood
櫻桃木（平靜）

Fine Ironwood
鐵木（直覺）

Hard Pear
硬梨樹（寬恕）

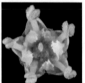
Milk Wood
牛奶木（完整）

Myrsine Mystery
密花樹（恩典）

Rock Alder
岩赤楊（幸福）

Saffron Wood
番紅木（安慰）

Sea Guarrie
海烏木（啟發）

Spike Thorn
荊棘樹（慈心）

White Pear
白梨樹（喜悅）

White Stinkwood
樸樹/非洲朴（光華）

Wild Peach
野桃樹（勇氣）

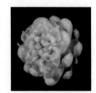
Imphepho
非洲蠟菊（地）

Whale Song Wisdom
鯨魚之聲（水）

Bee Essence
非洲蜜蜂（風）

Lion Fynbos
獅耳花（火）

Baobab
猴麵包花（以太）

製作猴麵包樹的花精

花精之友應用手帖 2

■非洲大樹花精特質整理

森林的 14 個原生大樹	脈輪	顏色	正向語	支持花精
African Wild Olive:Tree of Faith 信心之樹：非洲野橄欖	第 5 脈輪	藍色	透過靜默和冥想，我連結生命源頭，靈魂之泉。我和生命合一。	岩赤楊
Black Bark/ Bladder Nut: Tree of SelfKnowledge 知識之樹：黑皮樹	第 2，3 脈輪	金色	我的內在光輝是我給予世界的禮物，我散發光芒，在絢麗之中歡喜無比。	番紅花樹
Cherry Wood :Tree of Serenity 平靜之樹：櫻桃樹	第 1，7 脈輪	紫紅色	外在世界反映了我的內在平靜，我是平靜。	硬梨樹
Fine Ironwood :Tree of Intuition 直覺之樹：鐵樹	第 6 脈輪	靛藍色	神聖智慧照亮了我的內在視野，我透過愛與光去看。	野桃樹
Hard Pear :Tree of Forgiveness 寬恕之樹：硬梨樹	第 3，4 脈輪	檸檬綠	我釋放過去舊有的評斷。現在，我重新發現世間萬物的完美。	櫻桃樹
Milkwood:Tree of Wholeness 完整之樹：牛奶樹	第 1 脈輪	紅色	我與地球同在，我心懷感激，接收和分享大地之母的饋贈，我值得享有豐盛。	樸樹 荊棘樹
Myrsine Mystery Tree:Tree of Grace 神聖恩典之樹：密花樹	無特別脈輪	金色 珊瑚粉	我是宇宙的孩子，與永遠開啟的神聖生命藍圖調頻。	黑皮樹 白梨樹 猴麵包樹
Rock Alder Tree of Bliss 幸福之樹：岩赤楊	第 2 脈輪	橘色	我內在的男性女性能量達到神聖的平衡，這樣的和諧反映在我所有的關係之中。	非洲野橄欖
Saffron Wood:Tree of Comfort 安慰之樹：番紅花樹	第 5，6 脈輪	銀色	我相信心之智慧，我信任生命的進程。	黑皮樹
Sea Guarrie:Tree of Inspiration 啟發之樹：海烏樹	第 4，5 脈輪	土耳其藍	愛是靈感和喜悅的源頭，我在生命中創造美麗的奇蹟。	白梨樹
Spike Thorn :Tree of Loving Kindness 慈心之樹：荊棘樹	第 4 脈輪	綠色	我打開我的心門去愛，愛轉化我的世界，我是愛。	牛奶樹 樸樹

森林的 14 個原生大樹	脈輪	顏色	正向語	支持花精
White Pear Tree of Joy 喜悅之樹：白梨樹	第 1，2 脈輪	珊瑚粉	我很完美，我愛全部的自己、擁抱自己的存在，我看見和歡慶他人的完美。	海烏樹
White StinkwoodTree of Light 光華之樹：樸樹 (非洲朴)	第 7 脈輪	紫羅蘭	我是閃耀之光，我的生命源頭是愛。我的光轉換了世界，我和光明同在。	牛奶樹 荊棘樹
Wild Peach Tree of Courage 勇氣之樹：野桃樹	第 3 脈輪	白色	愛是靈感和喜悅的源頭，我在生命中創造美麗的奇蹟。	鐵樹

■南非五元素

南非五元素	脈輪	顏色	正向語	支持花精
Imphepho 地元素：非洲蠟菊	第 1 脈輪	白色 黃色	我榮耀自己與對方內在的神性，我們是自由的。	牛奶樹
Whale Song Wisdom 水元素：鯨魚之聲	第 2 脈輪	金色 生命之花	優雅、耐力並喚醒古老的智慧，進入保存的古老紀錄。帶給面對困境時光行者的保護與精力。	岩赤楊
Bee 風元素 ：非洲蜜蜂	第 4 脈輪	金色 銀色	我被注入美麗、芬芳與良善。我帶著熱情、靈感與喜悅的奉獻去服務神性，請一起為眾生創造出和諧與豐盛。	荊棘樹
Lion Ear Fynbos 火元素：獅耳花	第 3 脈輪	紫紅色 檸檬綠	說出內心最深渴望，讓心的渴望能夠實現，繼承光芒與神性力量，你正受到光的保護與支持。	野桃樹
BaobabTree of Life 以太元素：生命之樹 猴麵包樹	第 5，6，7 脈輪	白色	我有獨特的禮物要分享給世界！所有的需求會被看見，在豐盛的基礎下帶著感激給予與接受。	密花樹 樸樹

選用支持花精

當使用非洲大樹花精後有「好轉反應」時，可加用表中所建議的「支持花精」來協助處理。例如：因為失去工作而選用**牛奶樹**，使用後卻出現心輪的不適反應，此時就可加入支持花精的**荊棘樹**一起使用。瑪莉莎老師建議花友可用靈擺來確認，是否「支持花精」應該一起搭配成同一瓶、或是前後時間來使用等等細節（請參考別冊的靈擺表）。

非洲大樹花精新品表

2018 年《花精之友應用手帖書》出版後的新品

樹名	花語	搭配說明	正向語
神聖恩典之樹密花樹 Tree of Grace Myrsine Mystery Tree	這是一種神秘的樹，是全球唯一的一棵，帶著進化跟神奇的能量，展現未知中有無窮的潛力。這個花精要提醒 —人類能理解的宇宙力量、能展現在物質界上的部分仍是如此渺小，無法用語言完整說明祂是如何創造的。世界巨大變動的 2020 年開始，是發現人性的重要時代，這個花精協助支持我們穿越過寶瓶的黃金轉化期，讓我們保有恩典和信念的空間，展開自己並擁抱未知的神秘。	·噴霧搭配精油：乳香、當歸、南非岬角白梅、鼠尾草、茉莉、岩薔薇。 ·正面特質：靈性進化、奇蹟與神奇、恩典與感激、積極的信念。 ·負面狀態：存在的孤獨、疏遠、害怕未知。 ·色彩精素：珊瑚粉、黃金。	我是宇宙的孩子，我優雅與永遠地開啟的神聖生命藍圖對調。
非洲蠟菊 Imphepho	蠟菊的學名表示黃金色的太陽，非洲的柯薩語跟祖魯語稱為 Imphepho 意思是「給神靈的空氣」，是人類最古老的神聖儀式植物，在南非廣泛被使用並被視為「南非聖草」。蠟菊花精是在 2020 年 12 月 21 日製作，這一天是南半球的夏至，並且遇到極大力量的「大合相」—木星、土星，靠近地球。許多占星家通報這次也是代表黃金世紀、寶瓶世紀的到來。 地球在 2020 年這一年的封城與社交隔離期間，許多人類被迫要去檢驗自己的生活、價值觀、傷痕跟固守的行為模式，所造成自己與所愛之人的痛苦。因此蠟菊花精可協助清理跨世代的痛苦跟創傷療癒，讓負面循環終能夠破除，人類因此能夠自由地展開新世紀。	·噴霧搭配精油：永久花、岩蘭草、狹長葉鼠尾草。 ·色彩精素：白色、黃色。	我榮耀自己與對方內在的神性，我們都是自由的。

樹名	花語	搭配說明	正向語
非洲蜜蜂 Honey Bee	協助你有實踐目標需要的靈感、奉獻與專注，讓你感知到生活中的芳香滋味、美麗和完善，可以使心靈提升，並且滋養身心靈的整體。 這個精素會促進你與相同目標者的友誼，有跳脫傳統思維的解法，來解決根深蒂固的問題。這種平凡卻又深刻的過程，即為創造的樂趣，不會執著追求物質回報，也不去追求認可。	* 蜜蜂精素製作時一起協助的有：蔓茉莉花、透石膏、南非藍水晶、第五音叉。 * 滴瓶配方包含：水、保存用酒精、曼茉莉花精、蜜蜂精素。 * 噴霧搭配精油：香蜂草、玫瑰天竺葵、岬角雪灌木、南非岬角白梅、非洲洋甘菊、藍山鼠尾草、非洲艾草、牛膝草、白松香。 * 色彩精素：金色、銀色。	我被注入美麗、芬芳與良善。我帶著熱情、靈感與喜悅的奉獻服務神性，請一起為眾生創造出和諧與豐盛。

　　赤鐵礦水晶跟藍水晶兩個精素是有加入獅子星門噴霧（Lion Ear Fynbos）的礦石精素，來自瑪莉莎老師的出生地—南非林波波省，這裡也是南非猴麵包樹的國家公園所在地。這兩個水晶在主晶體中包含許多小晶體聚集在基部，能量主題都屬於豐盛。珊瑚紅的「赤鐵礦水晶」連結的是我們與地球的豐盛，「藍水晶」可連結我們與精神領域的豐盛。

　　這兩個水晶是在 2013 年獅子星門期間製作的，這一年的 8 月 21 日是獅子座 ／水瓶座的滿月，隔天 22 日對齊獅子座軒轅十四時，當兩個水晶的能量與太陽調整同頻、在太陽與月亮的祥瑞時刻誕生了。

南非藍水晶
Messina Ajoite Quartz Crystal

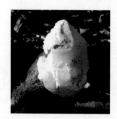

藍水晶的晶體特質被視為是療癒大師，是與更高層世界連結的媒介。藍水晶在新世紀是很有力量的工具，可以將人與萬物連結起來，散播無條件的愛、和平與喜悅。藍水晶教導神性與所有存在相連著。

南非赤鐵礦水晶
Messina Hematite Quartz Crystal

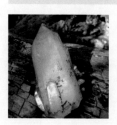

珊瑚紅的赤鐵礦水晶，來自南非 Messina 地區的 5 號礦井。可促進地球的療癒、激化個人的療癒力。培養無條件之愛與寧靜，帶來溫柔的冥想狀態。這個水晶的落地能量有強大的保護力，可幫助人消除負面情緒。

04 印度 喜馬拉雅山
花朵促進精素
Himalayan Flower Enhancers

X

澳洲蘑菇精素
Tasmanian Wilderness Essences

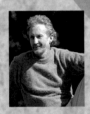

製作者介紹:湯瑪亞 Tanmaya

在 1990 年代期間,湯瑪亞老師在喜馬拉雅山麓冥想時,因為聽到來自花朵的指引而開始製作印度的花精,之後回到家鄉澳洲成立花精中心,製作澳洲原生植物的花精、礦石精素與蘑菇精素。

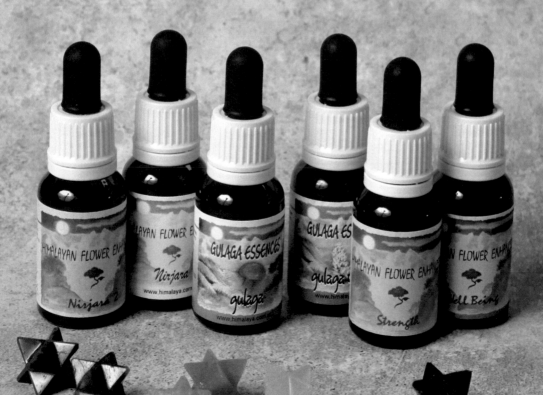

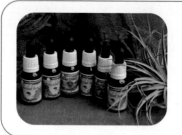

喜馬拉雅山花朵促進精素 & 蘑菇精素品項
· 滴瓶花精 15ml，內含花精水與保存酒精。
· 部分有空間噴霧 50ml，內含花精水、保存酒精與精油
（特訂）。

開始製作花精

湯瑪亞老師在線上課程分享的生命故事

　　我在旅居印度修行的時候就時常到喜馬拉雅山，在心靈導師奧修逝世後，我感覺應該要回到喜馬拉雅山，在那裡過著自給自足的生活。在經歷三個月的山中生活之後，我開始能與植物對話，植物告訴我請把花兒吃下去，品嚐滿滿的能量，並好好感受吧。

　　剛開始我覺得自己這樣做似乎有些瘋狂，但還是選擇去嘗試，我一邊吃著花，一邊跟植物對話，收取花朵要傳遞的資訊。當時的我並不知道這樣製作與傳遞的就是所謂的花精，我只是跟隨花朵告訴我的方式。花朵希望我將這些植物能量傳遞到世界，因此我才回到澳洲，我想，這是花朵引領著我回到俗世生活的一份禮物。

　　「喜馬拉雅山花朵促進精素」的特色，是要讓人發覺到自己的潛在力量，讓最好的可能性開展，這裡是地球最年輕也還在成長的的山脈之一，山中有很多追求靈性成長的人，因此在喜馬拉雅山生長的花

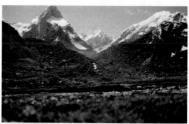

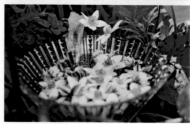

湯瑪亞老師的製作花精照片。

朵，對冥想與心靈成長有很大的幫助。

　　特別想介紹給各位的是「脈輪系列花精」，我認為世界上有許多問題都跟第1、2、3脈輪有關，在人們覺得平衡崩解時，恢復這三個脈輪是很重要的。當人們參與心靈活動時，有時是在逃避下方脈輪，但是所有的脈輪都是相連一起的。我們的花精想要協助人平衡痛苦與不舒適，然後綻放自己原本的能力。

身體脈輪主題 8 瓶組

　　這個主題總共有 8 瓶，這是喜馬拉雅山花朵促進精素中最有名也最受世界療癒師愛用的系列，可快速幫助身體與能量體調整較弱的脈輪，也可與其他療程合作。例如，你可以使用靈擺確認個別脈輪的強弱，並在弱脈輪的身體位置滴上 1 滴，隨即再用靈擺確認是否回到平衡狀態。在 1~7 脈輪分別確認後，最後 1 瓶「感恩花精」可用來整合 7 個脈輪的流通。

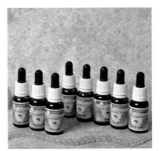

身體脈輪主題 8 瓶組。

Down to Earth 腳踏實地 | 海底輪
強化性與生命的能量，有助於性冷感、性慾帶來的創傷、物欲生活的焦慮、無法紮根、微妙或隱性的恐懼、壓力、遲緩、缺乏動力等等。

Wellbeing 幸福 | 臍輪
加強與自我能量、自我中心的連結，刺激創意與整合情緒。允許我們如是而活，幫助我們散除內化的憤怒、生產時的創傷、對死亡的恐懼。

Strength 力量 | 太陽神經叢
強化個人的獨特性、真摯之情、誠懇之心、自我價值、創意表達以及自愛。並有助於提升低自尊，降低不安，改善個人力量的缺乏、生命目標的缺乏、動機的缺乏、無望感與抑鬱。

Ecstasy 狂喜 | 心輪
強化我們的愛、慈悲、真摯之情、真心真意、情感的深度、意識擴張與對世界之愛的感覺、利他之心、分享的動力、同理心以及超越個人的愛。

Authenticity 真實 | 喉輪
強化我們的表達能力、溝通技巧、創意、鑑賞力、夢饜、想像力。有助於降低害羞、講真話的恐懼、忐忑不安；改善缺乏堅定的以及不願意變通。

Clarity 清晰 | 第三眼
強化我們的清晰度、概念、直覺、靈性的領悟、冥想、千里眼之能力；並有助於改善注意力不集中、方向感。能夠平衡過多的性能量，降低孤立無援、疏離、毫無意義等等感覺。

Flight 奔放煥發 | 頂輪
強化合一之感、冥想、祈禱、身心靈的統合。有助於降低分離、孤立、缺乏意義、低微無關緊要等等的感覺。

Gratefulness 感恩
強化宇宙之愛、四海之內皆姊妹弟兄的情誼、跟世界共享、美妙、驚奇等等感覺。有助於降低自我中心、自私以及充滿論斷等等的態度。支持我們接受自身與他人的美好。

萬年大陸的蘑菇精素

現在是人類與地球關係的重要時刻，因為人類短視近利的技術跟人口爆炸，在 2010 年已經讓 6 個生物物種滅絕，這是人類榨取地球所造成的危機，人類的小我正在造成悲劇。

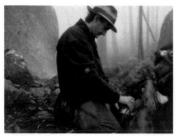

製作蘑菇精素。

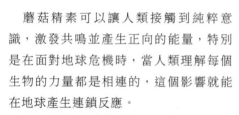

我的個性是比較慵懶的，並沒有特地意圖跟規劃去製作花精，製作精素的方法也都不一樣，有些用的是泉水、或只用酒甚至是海水，製作日期也可能在滿月或是黑夜製作，都以當下我與植物的緣分來判定。

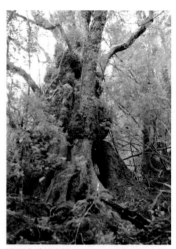

澳洲古香桃大樹。

蘑菇精素可以讓人類接觸到純粹意識，激發共鳴並產生正向的能量，特別是在面對地球危機時，當人類理解每個生物的力量都是相連的，這個影響就能在地球產生連鎖反應。

我會製作「蘑菇精素」的契機，是因為 2003 年時有直覺要去一趟塔斯馬尼亞島 (Tasmania)，那裡有 78 萬年前在岡瓦那大陸 (Gondwanaland) 時代就生長至今的古老大樹與森林，海邊也有珊瑚礁等多樣的生物圈。這個原始森林地底蘑菇的生長速度更非常驚人，一天內它的根部就可以延伸 4~6 公分。所有植物盤根錯節的生長在一起，形成了蘑菇與樹木相生相息的特殊生態。

在森林裡，我見到了古香桃大樹 (Ancient Myrtle)，在這個樹下歷經了好幾個小時的冥想，接著就收到超越人類層次的訊息，告訴我要將古代地球的能量與自己同化，與這些地球長者互相校對與調和頻道，並製作成精素帶給世人。因此，我與合作夥伴博蒙特博士 (Dr. Rosemary Beaumont) 收集了老香桃木根部的蘑菇、樹葉、樹皮、泥土，先進行 2 年的訊息製作，以及之後 6 年的實驗與研究後，2014 年才正式將這裡的精素介紹給大家。

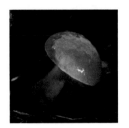

古拉伽蘑菇精素。

花語

這是適合用於轉化的精素，曝露與清理所有我們生命旅程中不再需要不再適合的事物，幫助我們重新和人生使命校對。

古拉伽蘑菇精素 (Gulaga) 的故事

當我從印度回來澳洲搬到「古拉伽聖地」4 年之後，才開始製作蘑菇精素。製作第一個蘑菇精素—「古拉伽」的那天是日食，因為聽說這是很重要的天文時間，就跟朋友約好去山中健行。我們走了 15 分鐘後就遇到這個非常漂亮的紅蘑菇，我將第三眼碰觸了蘑菇，接著發生了美妙的事情，我竟然能以全能視角看到生命的所有面向，知道什麼是必要、什麼是可以放手，進而知道哪些適合我、或是哪些事物會阻礙到自己。

正當我在經歷這突然的洞見，朋友跟他的狗找到了我，朋友聽聞我的經歷後，就問我是否要將這個紅蘑菇製作成精素？出發散步前我並沒有這個想法也無準備，因此也沒有攜帶任何工具上山，心念一動，就拿著當時隨身攜帶的藍色水瓶來製作，收集了當時雲霧而降的雨水，澆灌紅蘑菇來製作出第一個蘑菇精素。

最後，我決定以製作地的地名「古拉伽」來稱呼這個紅蘑菇。萬萬沒想到的是，「古拉伽精素」在日本受到極大歡迎，起因是因為日本代理商當時遇到生命困境，我就把這個蘑菇精素推薦給社長，希望能幫助他解決當時的問題，他使用後對這款精素的能量表現很是驚艷，發現很有用，於是在日本開始推廣這個蘑菇精素。

有些人會覺得這個精素的效果太強烈，不論對外在或內在世界，可能會產生天翻地覆的改變，例如：有人結束婚姻、或轉換工作跑道 …… 等等。因為這個精素會把不再適合當下生命的一切剝除，雖然過程非常痛苦，但最終會是正面的改變。在隨後「蛻變主題組」中，我將這個較強力精素跟其他溫和款花精一起收錄。

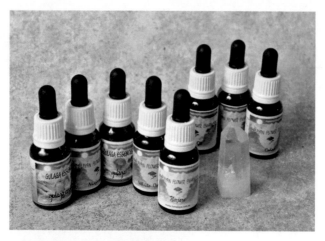

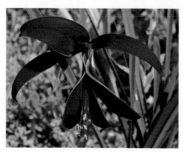

> **花語**
> 可以協助人放下過去模式、讓新的事物呈現出來──新事物或從來沒想過的事情皆有可能。帶給人不只是轉變、是更為翻轉的進化。

翻轉花精 (Transmutation) 的故事

這個花精是我在澳洲於 2016 年 11 月「超級滿月」、過去 68 年以來月亮最接近地球的滿月時刻所製作，這朵花給我很強烈的印象，花的力量震懾著我。

這個花精有幫助人掙脫皮囊的能量品質，就像毛蟲織好蛹進入蛻化，是準備破繭而出成為美麗蝴蝶的顯化時刻，可以幫助人放下過去模式，讓新的事物呈現出來，甚至是你從來未想過的事情皆有可能會發生。帶給人不只是轉變、是更全面或劇烈翻轉的進化。

這次製作花精時並沒有摘下花朵，我只是讓花瓣碰觸到水缽，同時也用到水晶，用來引導月光進入水缽，紀錄翻轉的能量。令人感到非常有趣的是，這幾年製作出來的植物花精，所呈現出來的都是非常強烈、要讓人重生的花精，例如：古拉伽精素、翻轉花精與揚升鳳凰花精。

近年來因為大環境變動的因素，使得個人與群體產生許多恐懼，外在影響撼動到我們自己跟整個群體，但同時大自然有很多能量湧現，這些花精能量其實都在協助我們，這就是「蛻變主題組」帶來的重要支持 (參考 82 頁與別冊 37 頁)。

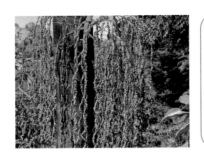

花語

讓我們面對全球氣候危機時的人生導航，就像溫暖陽光的
照射，讓人能夠活力煥發，有療癒力跟靈感，不再受到過
去的阻礙。

關鍵字：力量的展現、個人邊界、心的綻放、擺脫過去、
認同與接納自己、安心做自己、個人力量、往前邁進、
重生、釋放恐懼。

揚升鳳凰花精（Phoenix Rising）的故事

這個花精製作時程長達 10 天，在 2020 年 12 月澳洲夏至的早晨完成。

當我知道這天有重要天象——「土木合相」時，我就打算此時來製作花精。原本計畫去澳洲的聖山與聖石上製作，但在夏至的前 10 天，我看到庭園栽種了 20 年的澳洲棕櫚樹第一次開出花來，從樹幹中長出特別的紫色小花。

我才驚覺這棵棕梠樹的樹花就是這次要製作的花精。因為棕梠樹很高，所以我拿來梯子、放了水桶跟水缽在花的下方，還放了很多水晶，讓水晶折射行星能量進去。製程是土木合相前 10 天前開始製作，10 天前還是花苞，接著花朵慢慢的開花，10 天後全部的小花都開花了。

完成後，我將花精帶給朋友試用，我們發現這個花精正是適合給予正在面臨社會氛圍與自然環境有巨大變革下的人類，能夠在進化的重要時刻給予協助。而後要為這個花精命名時，一開始想到的名字是：「重新設定、重新開機」，但這個名字感覺有點冰冷，另一位朋友建議了「揚升鳳凰」，我覺得這真是個好名字，完全對應到重生與重新開始的概念。有趣的是查看植物學名時，我才發現學名裡竟然蘊含了鳳凰（*Archonto phoenix cunninghamiana*）這個字。

這個花精是要給身為人類的我們，在面對大的轉變：對人性、疫情、物種滅絕、環境與全球暖化、政治與權力的變化，我感覺當代人類需要淨化。而很多能量也一一顯化要來幫助我們改變。這個花精可以幫助我們作回自己、讓我們支持彼此，讓這個時代能夠往愛與和平邁進。

	Cedar 雪松	給予我們腳踏實地的力量、勇氣、穩定性和活力。並鼓勵我們把根深深扎入后土之內，所以我們的枝葉能夠往天空伸展。
	Gulaga 古拉伽	適合用於轉化的花精，曝露與清理所有我們生命旅程中不再需要、不適合的事物，幫助我們重新和人生使命校對。日食時，使用紅磨菇在的澳洲古拉伽聖山所製作，這個聖地位於澳洲東邊海域的南海岸。
	Let Go 放下	一朵雙魚座之花—此花精讓我們溶解於當下，於放鬆之中，於臣服之內。有如「棄槳讓小船帶你順水漂流」一般。適用於催眠與專人引領下的觀想，幻想，夢想的療程。
	Gateway 閘口	有助於我們處在過渡期、人生的重要階段、靈魂的黑夜。在我們內在混亂時，能給予力量、勇氣、與恢復力。
	Nirjara 悟入	非常適用於任一「解放舊有思想與信念」的療程。只要你擁有改變受制約之態度與行為模式的自覺目的，有助於消去細胞內過時的印記。
	Nirjara 悟入二	能於心智體上解除我們的制約，有助於溶解舊有的思想型態以及不再適用的模式。支持我們對生命有新鮮反應，不受基於過去的期待或恐懼所打擾。
	Gulaga Crystal 古拉伽水晶	在 Gulaga（母親）與 Natchanuka（兒子）共享的石英脈所製作，賦予能落地實踐的遠見，重新和宇宙本源連結。
	White Orchid 白蘭花	與心輪的八度音程有關，能夠藉此通往心的天使領域、慈悲以及至福。

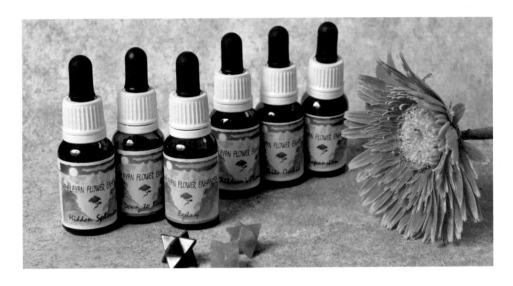

　　湯瑪亞老師特別推薦幾個組合，「單身花精組」可滋養個人對自己的認識與喜愛，擁抱自己所有的缺點和優點，在單身生活中感到放鬆與喜悅。「伴侶花精組」則可以加強伴侶之間的喜悅與親密感，舒緩進入性與愛關係時可能面臨的挑戰與壓力。

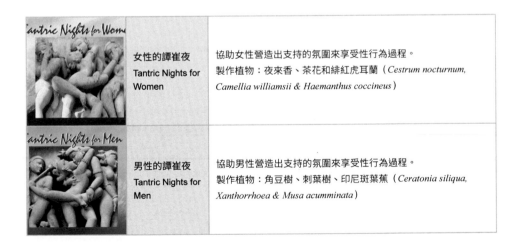

	女性的譚崔夜 Tantric Nights for Women	協助女性營造出支持的氛圍來享受性行為過程。 製作植物：夜來香、茶花和緋紅虎耳蘭（*Cestrum nocturnum, Camellia williamsii & Haemanthus coccineus*）
	男性的譚崔夜 Tantric Nights for Men	協助男性營造出支持的氛圍來享受性行為過程。 製作植物：角豆樹、刺葉樹、印尼斑葉蕉（*Ceratonia siliqua, Xanthorrhoea & Musa acumminata*）

	Childrens Flower 孩童之花	這是一支針對孩童的防禦性花精，能夠幫助他們維持與自然世界原始且尚未被腐蝕的連結。能召喚歡愉，喜悅，玩興，純真，與恢復力。可讓成人與他們的內在小孩連結，也對焦躁的動物頗有益。
	Chiron 凱龍	給予我們一種洞見，覺察出阻斷我們與本質連接並妨礙活出真理的傷口。對療癒師來說，這個花精能召喚薩滿的能量並淨化個案體內被截斷的能量點，也能淨化占星學上凱龍穿越的現象。
	Down to Earth 腳踏實地	強化性與生命的能量，有助於性冷感、性慾帶來的創傷、物慾生活內的焦慮、無法扎根、微妙或隱性的恐懼、壓力、遲緩、缺乏動力。
	Expansion 心輪擴展	特別用於胸部，能打開並釋放壓力，讓心輪帶來壯闊之感。
	Gulaga Orchid 古拉伽之蘭	敞開心房，原諒自己和他人。
	Hidden Spendour 隱蔽輝煌	帶出我們的內在美，幫助我們降低種種不值、侷限、低微與渺小的感受。
	Let Go 放下	一朵雙魚座之花—這個花精讓我們溶解於當下，於放鬆之中，於臣服之內，有如「棄槳讓小船帶你順水漂流」一般，適用於催眠與專人引領下的觀想，幻想，夢的療程。
	Wellbeing 幸福	加強與自己與核心能量的連結，刺激創意與整合情緒。允許我們如是而活，幫助我們滲透內化的憤怒、生產時的創傷、對死亡的恐懼。

■伴侶的愛與性

	Champagne 香檳	用於歡慶,是一個輕快愉悅的花精。
	Ecstasy 狂喜	強化我們的愛、慈悲、真摯之情、真心真意、情感深度、意識擴張與對世界之愛的感覺,利他之心、分享動力、同理心以及超越個人的愛。 有助於我們經歷心的充實感。有助於轉變僵化、刻薄、嫉妒、不為所愛、對他人過度批評、心灰意冷、缺乏信賴、情感保留及易怒的狀況。
	Goddess 女神	能強化內在的女神,所謂智慧的女人。能召喚美麗、優雅、接納的能力、耐心、愛、陰性的力量。代表月亮/維納斯的力量。
	Golden Dawn 金色拂曉	對女性特別好,能釋放她們來自於男性主導且圍繞於性、心理、情緒、身體的虐待。 因為在男性為主的社會生成所產生的制約,女性會把內在的限制加諸於她們的陰柔面向上,而此花精則帶來覺醒。
	Heart of Tantra 譚崔之心	在海底輪與心輪之間創造出了光圈,特別對於男性來說,這個花精以心輪連接了太陽神經叢,因此把性的「權力」的焦點轉移到「愛」。
	Trust 信任	在萬事萬物的全貌之中,帶我們來到信任的園地—這是我們此刻需要前往之處。也能治癒情人間的創傷,讓更高境界的結合發生。
	Warrior 武士	陽性力量、腳踏實地的能力、勇氣、男性性慾、達成目標的能量。代表太陽/火星的能量。
	White Orchid 白蘭花	與心輪的八度音程有關,能夠藉此通往心的天使領域、慈悲以及至福。

05 富士山花精
マウントフジフラワーエッセンス

製作者介紹：中澤厚子

中澤老師於 1989 年創辦花精中心，是日本非常資深的巴哈花精講師，長年研究並且開發了富士山花精。她可以深入淺出地讓人理解花朵要給我們的訊息，運用對談、冥想與靈擺能量療癒的方式，協助我們跨越二元世界的限制，與我們原本就已具備的美德有所共鳴。

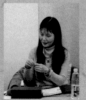

2019 年邀請到中澤老師來台灣舉辦《巴哈花精應用指南》的新書座談

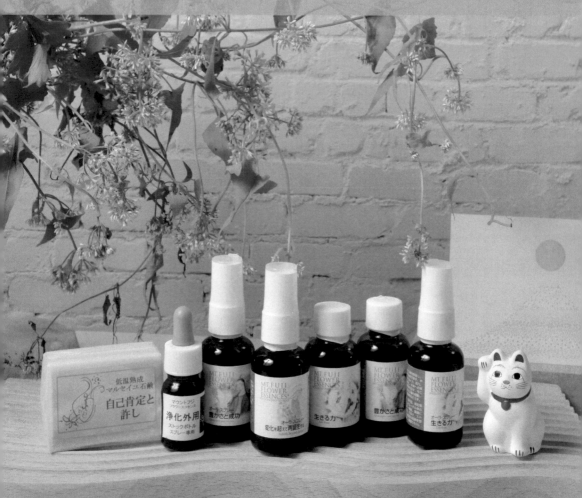

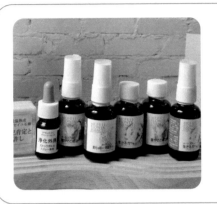

富士山花精品項
· 11 種 30ml 複方滴瓶，
含日本酒與米醋保存期限為 2 年。
· 11 種 30ml 複方外用噴瓶，
含日本酒與精油。
· 72 種 10ml 單方滴瓶，
含日本酒與米醋保存期限為 2 年（特訂）。
· 外用淨化 10ml、30ml 滴瓶，
含日本酒與米醋保存。
· 7 種花精皂（特訂）。

關於富士山花精

富士山自古以來就被視為是神聖之山，日本與外國許多求道者紛紛來到富士山朝聖，這裡常被世界的靈修者說是地球的第 4 脈輪與第 7 脈輪的靈山代表。我自小常與有敏感體質的母親一起到富士山登山，花精中心另一位山崎芳伸老師的老家，則是位於富士山的山腳。所以當我們想製作日本的原創花精時，自然不做他想就選擇富士山來製作花精。

我想以「巴哈花精」為代表來說明花精的一般作用，花精的作用是幫助我們從不平衡的狀態回到平衡的狀態。在這個現實世界要舒適生活，保持平衡是重要的。但是，花精並不是讓人一直都在平衡、或讓人永遠不生氣的的神奇藥水。移動在平衡與不平衡是二元世界的運作方式，世界不能只存在一極；只要我們還活著，就會有喜怒哀樂的情緒來來去去。這是生活在這個世間的自然現象，就像美麗花朵終有凋謝的一天，情緒的不平衡與平衡變化，是無關好壞的自然展現。

花精可以讓人更深層去理解這個二元世界，「富士山花精」更能讓你在面對在二元世界中同樣現象時、可以採用不同的世界觀，並且促進不一樣的結果。世界觀的變化，也代表所處世界的改變，「富士山花精」可以讓人活得更喜悅也更自在，更精確的來說，人是可以創造世界，你就是這個世界。

「富士山花精」發祥地的日本或台灣等地的亞洲人，都有運用冥想來超越二元的歷史的，我們的意識是可以超越這樣的二元世界。然而，想要去製作出超越二元的花精，並不代表要去否認二元世界，我們想要做到的是超越肯定或否定的起點，讓「富士山花精」從現實到微細次元、日常到奇特、實用到冥想等等的領域都可以去探究，貼近花友的生活，帶來多元與立體的生命體驗。

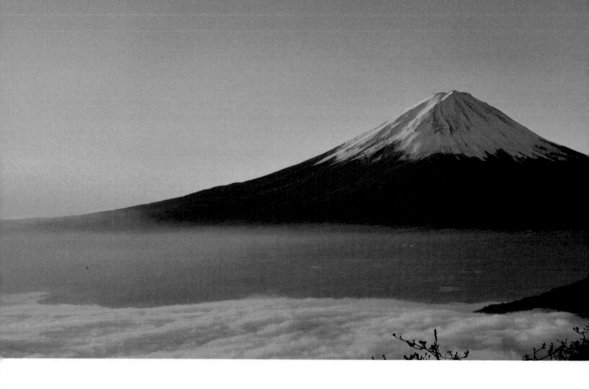

花精不單只是包含花的能量，而是植物生長整個過程中所獲得的大自然能量，包括開花時所需各種自然能量的支持一土地、水、天上照耀在植物上的光與行星…等等的支持能量；或是一些不同領域的能量，例如仙子、神靈、天使等等。因此，作為日本象徵的富士靈山不只包含自然、還有許多高層次的能量，一起加入「富士山花精」，來協助覺悟與冥想的進化。

日本文化中保有與自然能量和諧相處的慶典與儀式，譬如在當季花朵的祭典會藉此展示該季節的花朵，所以日本會有：樹芽之月、賞櫻之月、早苗之月、秋葉之月等等的祭典。因此在花精的使用上，中澤老師建議花友們可在適當季節使用相關主題的富士山花精能量，讓效果更加相得益彰。花精之友為花友們整理「一年四季」用來搭配使用的花精主題複方如下：

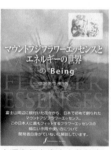

中澤老師在富士山花精書中分享多種四季用法。

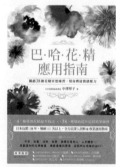

中澤老師在中文版《巴哈花精應用指南》書中提供許多搭配巴哈花精的冥想方法。

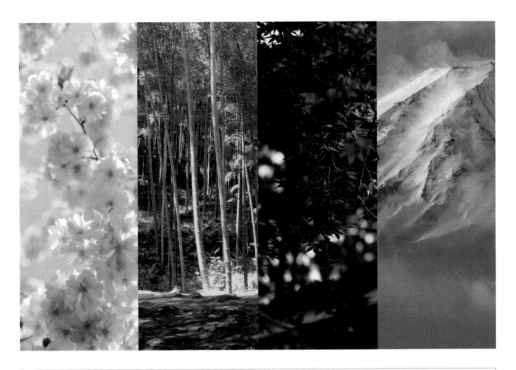

豐盛與成功	新年、秋天收穫成果
陰性與陽性	春節家族聚會、七夕、情人節等紀念日
生命力	春天盛開、養精蓄銳秋天、冬天
美麗與調身	春天的陰性能量
療癒個人及集體的過去	清明、祖先靈體集體療癒
為臨終過程中帶入光明	清明、農曆七月中元節（孟盆蘭節）
力量與實現	夏天、七夕、秋天
整合靈性及物質世界	立夏到夏天巔峰、秋天收穫
自我肯定與認同	秋天紅葉時
迎向改變與重生	春天無法安定、春天往夏天、秋天到冬季、冬季到年末、厄年太歲
防禦、淨化與更新	年末淨化時

四季主題的使用方法

春

迎向改變與重生花精可用在從寒冷變成溫暖的春天季節，這時候人會感覺到新生命的胎動，冬天隱沒雪藏的事物出來發芽了。

這個季節也是氣候及環境的多變時節，此時大家會特別想換工作、想搬家。這時候要讓能量體與肉體好好地連接，讓雙腳踏在大地上。

當你因為季節轉換而感覺到焦躁跟不協調的時候，很適合使用**迎向改變與重生花精**。

春轉夏的四、五月之後，是「鮮綠色」往「深綠色」的時刻，此時也推薦使用這個花精，讓人與自然能一起成長，順勢向前進。

夏

夏天是適合全家出遊、也是富士山開放登山的時節，大自然開始出現生氣勃勃的深綠色。雖然植物不能像動物一樣移動，卻可以伸展根與莖，讓花朵有適宜生長的舒適空間，吸取充足的陽光來生長。

此時是光能量呈現最高頻的時候，適合讓人再次確認自己定位，設定目標並加速進行。這是使用**整合靈性及物質世界花精**最好的時機點。

即使現在的狀態跟環境都不盡如意，或對價值觀或當下情況感到困惑，或沒有自己該怎麼行動的線索時，用**整合靈性及物質世界花精**可以幫助你看出資源所在，就像植物會面向陽光而長，因此在夏天高峰期使用這個花精會最為有效。

另外，**力量與實現花精**也適合在夏天時節，例如：七夕、中元節、夏天祭典來使用。

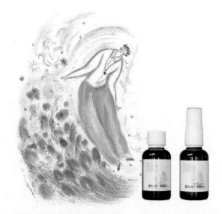

迎向改變與重生花精

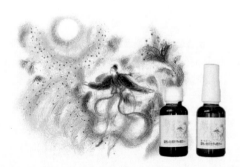

整合靈性及物質世界花精

秋

秋天是收穫的季節，適合慢慢地思考過往以及未來該往哪裡走呢？如果此時的你會否定自己、或覺得很辛苦、成果不如預期的狀況，**整合靈性及物質世界花精**可以幫助你改變觀點。

如果你是要準備擴大未來的可能性，**生命力花精**適合用來幫助人朝向更大目標的支持、統合過去，並且讓精神安定與落地，具備有足夠動力去執行。

如果在夏天時你已經感覺到有些不協調，到了秋天更感覺虛弱，此時也可以使用**生命力花精**。

日本傳統會在秋天會用果實來占卜，詢問經過一年的努力耕耘後。會得到什麼收穫呢？此時適合使用的是**豐盛與成功花精**，這個花精的能量可以讓你在物質世界中坦率接收禮物，讓收穫流動而來，吸引和諧的能量。

使用**豐盛與成功花精**的時候，你可以這樣反思：

你可以這樣反思：如何看待今年的工作？今年做了什麼實際工作呢？是否有得到實際的收穫了？對你來說什麼叫做豐盛呢？

冬

秋分之後白日漸短、夜晚變長，花草樹木開始凋零落葉。雖然這是大自然的成長週期，但如果你因此覺得沮喪甚至有點悲傷，**迎向改變與重生花精**可幫助你增強秋冬變化時的心靈韌性，同時也能保持心性的柔軟。

秋天果實成熟後掉落大地，代表萬物都需面對不可避免的死亡，然而落到土壤的果實也將成為新生命的養分。果實的掉落也讓我們領略，為了迎接新的到來，生命允許我們放下不再需要的一切。

迎向改變與重生花精可以支持人去面對死亡與再生之間的變動，在生命冬眠時節的安穩給予守護，並陪伴內在種子靜待春回大地時能順利萌芽。

冬天的天氣開始變冷，有時會引起身體或情緒的不適，也容易被外面環境影響，此時請加用**生命力花精**來維持以太體的穩定。

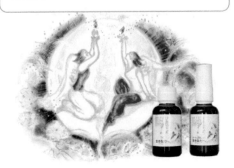

生命力花精

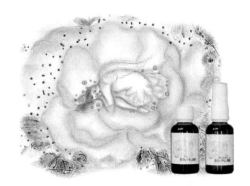

防禦、淨化與更新花精

91

年末

　　歲末年終，到了人們清理一整年的陳年舊垢，是淨化歸零迎接新年的好時機。日本千年來都有「大祓」的淨化文化，讓人將不幸運、驚嚇、低層次能量的過往，在年末時清理乾淨。其實無須等到歲末年終，花友們在平日就可以使用**外用淨化單方花精**來清理我們的能量場，例如：外出回到家中後放入泡澡水來淨化身體，也可用於物品清潔。當你想要放下的一些人事物與斷捨離的時候，你可以使用**防禦、淨化與更新花精**並對自己說：「現在，我要放下什麼事情或某個人了，謝謝你，byebye!」請將宣言清楚地講出來，一邊說出來會讓意識與動作皆共同確認。

　　回首過往一年之間的事情，

　　可以這樣問問自己：

- 這是什麼樣的一年呢？
- 這一年你學到些什麼呢？
- 你想要創造出什麼樣的明年呢？

　　你可以在跨年 12 月 31 日這一天，使用**防禦、淨化與更新花精**，配成噴霧以反時針噴灑在空間來解放舊有能量，並且說出宣告：「我將 xxxx 今年的古老能量解放掉，謝謝」。

　　接著噴往地板與天花板，帶著自己正處在天地之中的覺察，最後給新年的自己寫下一個「肯定句」，歡迎新年到來。

新年

　　我們對於豐盛與成功的追求，就像小時候抱持的夢想，期待有童話中的神燈精靈來幫助我們完成。其實這樣的想法早已轉化在許多宗教文化中，例如日本會在新年時去寺廟與神社祭拜時，用御守、繪馬或平安符等等幸運小物來祈福。

　　你可以使用**富士山花精**幫自己從無形的能量中擷取能量，並化為實踐動力。

　　請準備當地信仰的幸運小物，或是一張白紙，寫下自己的姓名、年齡與新年的願望。再將**豐盛與成功花精**噴或滴在書寫名處，或直接將花精平放在那張紙上；你也可以在淨化過的房間某個角落，創建一處特別的聖壇角落，把這張願望紙放在上面。當所許的願望達成之後，可以用火焚化掉或者撕掉，表示願望已經實現了。歡迎大家在新年時一起做這個練習。

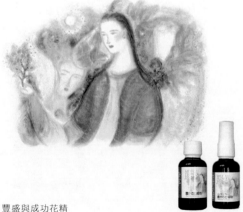

豐盛與成功花精

中澤老師不定期在部落格分享各種花精冥想的用法，更多資訊請參考花精之友官網。

力量與實現花精

前一晚睡前，將這個花精放在枕頭下一起安眠。隔天早上在剛醒還躺著時，保持眼睛閉上，把這個花精瓶放到胸口處，表達感謝。感謝的對象不限任何人事物都可以，感謝當下你浮現的對象。起身後可以繼續使用這個花精，進入日常活動的世界。

每天早上持續使用這個花精與感謝的練習，漸漸地這股能量會成為你一整天背後的支持。感謝的能量由內在滿溢而出，釋放掉僵化信念想法，支持你願望實現的流動與機緣，將會更容易發生。

陰性與陽性花精

將這個花精滴或噴在全身及手掌的脈輪。先用左手碰觸左肩膀，與自己內在的女性連結。感受內在女性的姿態及她所在的環境。接著詢問她：

「妳為什麼會在這裡，喜歡什麼呢，有什麼感覺呢？」

接下來再用右手碰觸你的右肩膀，與內在男性做連結，感覺他的樣貌與他所處的環境。藉著自由想像，邀請內在的女性與男性進入你的內心，開啟對話，讓陰陽個別的特質，展現各自的個性。

療癒個人與集體的過去花精

大腦在想像未知的未來時，會根據過去的經驗自動做出反應，就像動物會在山中反覆行走而走出一條道路，人類也可以創造出全新的道路，幫助人生更加開闊與豐富。

在平日生活會思考大小事，當你留意到自己「啊～又陷入對過去或未來的負面既定印象」時，請將這些想法用一個美好的畫面（暖陽、閃亮的光紗、繽紛的花朵）包覆起來。

並同時使用這個花精，搭配深呼吸，感覺自己與這美好的畫面融為一體。提醒自己不管是過去或未來的負面畫面，都只在腦海中。這個畫面會與你這個創造者有關，你是可以輕易的改變它的。

美麗與調身花精

世界是由腦中的假設而組成，請一起來像遊戲般來練習自己是美麗的練習，與大腦合作來尋找身體上的美麗。

將這個花精噴在全身氣場，能再搭配滴用效果會更強大。練習注意自己身體上的美麗，例如：酒窩、手指、腳趾等等的小部位，或是吃飯方式很優雅、背部線條溫柔等等。這個練習無關於其他人是否認可，請以你自己在觀察的過程也享受與舒適為主。

如果感覺當中有些什麼阻礙，請深觀看看會是什麼原因呢？觀察花精使用時阻礙感是否有被新能量替代。

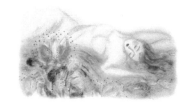

富士山花精單方：淨化（外用）

用來恢復原本狀態與先天特質，可以說是所謂能量
層面「淨化專用」的花精。清除來自環境或後天累
積的舊有訊息（情緒或思考的能量等）、或是清理
人為外加的能量等等的影響。另外也可用來防禦、
保護、創造結界與接地保護。

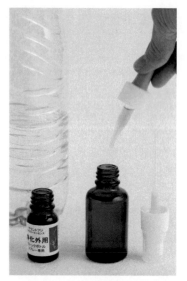

適用範圍

- 可用在氣場、空間、場所、土地、水晶等等的淨化。
- 療程的之前、之間與之後可使用。
- 對於空間、療癒師或個案的能量淨化很有幫助。
- 如果想要淨化的物品是無法將花精直接滴灑上去的狀況，
  建議可以配成噴霧瓶後，先噴在自己的手心氣場上，然後在
  物品周圍氣場輕輕梳理，這樣也可達到淨化效果。

使用方法

- 準備 30ml 的遮光噴瓶，滴入原液 14 滴再加入保存液與水，
  能量強度和富士山氣場噴霧是相同的。
- 加入保存劑一瓶身比例 1/6~1/3 的酒精、米酒或白蘭地、
  再用礦泉水加到滿瓶。
- 衛生起見請在 2 周內使用完畢。若沒有加保存劑，只有加
  礦泉水的狀況，考量保存因素請在當天使用完畢。
- 花精濃度高的作用是靠近身體的能量場，濃度低的則作用
  在微細能量場，可以依照用途，或是使用靈擺等來決定需
  要的滴數。
- 你可以和喜歡的精油、玫瑰純露等一起使用，濃度淡淡的
  就可以。搭配精油前，請確認所選精油的原廠安全說明及
  注意事項。

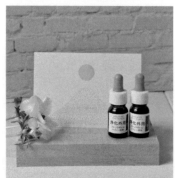

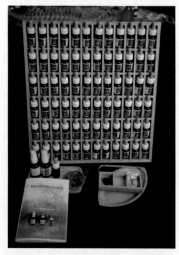

整套富士山花精有 **72** 個單方，歡迎特訂

O6 雷光風水環境精素
レイエッセンス

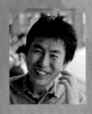

製作者介紹：富井清文

富井清文老師在 1999 年從海上保安官轉換職涯跑道成為療癒師，提供催眠療法個案，並且開設「合而為一」、「來自海豚的信息」等各式各樣的工作坊，已經累積有 20 多年的療癒師資歷。2010 年起他開始在日本與世界各地的聖地製作與自己相遇、與自己同在、活出自己的雷光風水環境精素。

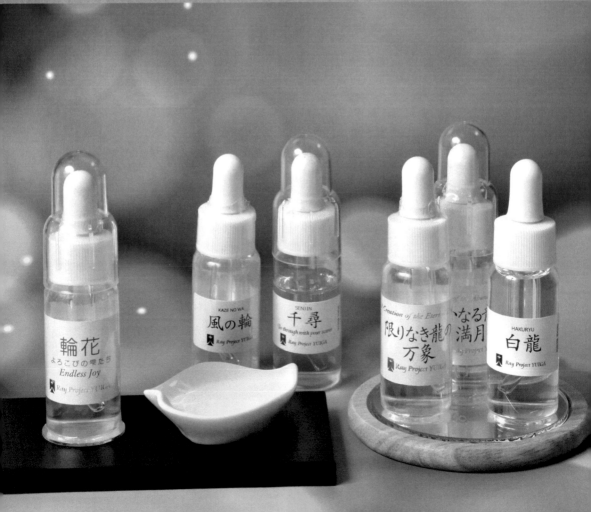

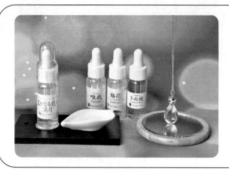

雷光精素品項
· 滴瓶精素 24ml，內含精素水與保存酒精。
· 雷光精素水滴項鍊（特訂）。
· 搭配工具：圓鏡版、外出蓋、獻滴台。

富井老師的製作態度：我是接生者

第一個誕生的「唯我精素」是在 2010 年 1 月完成的，那是很驚奇的瞬間，因為之前我從沒想過要製作精素。雷光精素其實是超越「製作」這樣的概念，身為迎接雷光精素誕生的人，我只是將接收到的東西呈現出來。

因此，我認為雷光精素更接近藝術品，把我比喻成是作曲家會更合適。歌曲是屬於聽歌的人，有人覺得這首歌很打動人心、或是可以讓人打起精神、或是聽了好想哭，有人會把這首歌當成工作的背景音樂、運動選手的入場曲，也有其他演奏者會重新編曲、用不同風格演奏給大家聽。對於同一首歌（精素），每個人會有不同的感受，聽歌的人有自己的感受，並把歌曲當成自己的東西來使用。不會有人把作曲家找出來問：「這首歌要什麼時候聽」、「要怎麼聽才好」。所以當大家來問我：「雷光精素要怎麼用？」，有時候我也不知道答案，因為製作人並不是全知的。

請各位就以自己所需的方式來使用雷光精素，我雖然是培養雷光精素成長的人，感覺就像孩子結婚後，實際的生活相處是他們伴侶之間的事情。我就像是把孩子交給使用者的父母，最終決定還是在於各位。請實際與雷光精素相處、用自己的方式使用看看。

雷光精素與花精的不同

花朵是偉大的老師，純粹地體現「我就是我」。花精是自然界的花朵給予我們力量，花朵當我們的老師，教導我們與幫助我們。雷光精素則是直接連結源頭的入口，轉換神聖地點波動的能量水，能讓我們認識到自己就像花朵、自己就是這麼美好、是「讓我能成為真我」的精素。

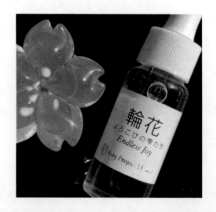

所以雷光精素很適合與花精一起使用，可以讓花精更能發揮原本的作用。比方說你會為了療癒改善某些事物而使用花精，雷光精素則是幫助人更去體認到花精所指向的事情、意識到療癒背後的真意，以達到真正療癒的效果。

完成雷光精素的時候，我心中有許多感受和想法，最終浮現的是：「我想要禮讚所有的花精以及孕育出他們的人們」。

雷光精素的精神

人是為了體驗「大我」之外的事物而來到這個世界，卻不知不覺忘記了這個真實的「我」的存在，變得只知道從頭到腳的身體，認為幸福是要去「得到」、要去「改善」，例如小孩子會一直被告知：「你不能是你自己，這樣下去不行，你要變得更好」。

但是，要怎麼做才能滿足、成為我們人生中理所當然的樣子呢？很多人因受到社會的限制與規範而感到迷惘，此時雷光精素能幫助我們察覺，想起那個最原本的自己，並且支持我們成為那樣的自己、以這樣的自己活下去。

雷光精素的 Ray 意思是「源頭的光」，這是每個人早就知道內心深處的光。用來幫助人覺察真實的自己、踏上覺察之旅，這是來自高我的光，給予我們力量。目前分為四個系列：**唯我、輪花、創世龍與新系列**。

花友心得 ────────────────

使用「開真精素」後強烈感到中心有擴散開來的感覺，是非常高且源源不絕的能量，可用「解鎖」一詞來理解，讓人有很強的落地感覺。

「美神精素」很強力幫助到身為女性的我，全方面開啟不論身為母親、太太或是一個女孩的陰性面。
我不再封閉對先生的感受，還會隨意地詢問孩子們：「媽媽可愛嗎？」，兒子回說「可愛」的時候，讓我覺得生了一個男孩真好啊（笑）。連好友也來問：「妳最近怎麼變得很有女人味 ... 發生什麼事嗎？」，使用雷光精素後觀察身邊人的反應覺得很有趣。

作為母親，每當因為擔心兒子的人生而感到不安時，我就會去使用「夏田與水眼精素」。10 天後突然這些感受都消失了，雖然兒子的生活狀態並沒有改變，但是我的心理狀態卻有了 180 度的改變，就像是不帶情緒，卻改為一種守護的感覺，安心感擴散開來。

「天地合掌精素」引導我進入了冥想體驗。沐浴在太陽直射而來的強烈金光，有著似乎自己消失了一般的強烈感受。

22 個唯我系列：與我相遇 適合發展自己道路 陽性力量、堅定做自己	11 個輪花系列：身而為我 孩童與內在小孩 女性溫柔、放鬆與優雅
這是下定決心「走吧！」帶我們啟程，唯我系列的能量比較陽剛及直接，是給人當頭棒喝的力量。這個系列幫助我們開啟原本的自己、遇見自己，並喚醒即將覺醒的人。將我們送離過往的世界，並為我們指引及開展前方的道路，也是最具人氣的系列。	輪花系列是「來看看吧！」，是沒有目的、天真無邪的小孩，也像溫柔的媽媽，會溫柔地迎接我們。很多小孩喜歡輪花系列，也適合給閉門不出的繭居族或不適應社會的人。 輪花系列帶來非常穩定、溫柔、天真與接納的能量，是給已經與自己相遇的人、再去指出更進一步的路，迎接我們來到新的世界。
6 個創世龍系列：活出真我 適合創作與創作、藝術家的靈感	目前 35 個新系列 落地的地球生命、生活實踐的工具
這個系列第一個「美麗之龍的心跳精素」誕生時，我感覺到跟輪花系列是不同的精素，因而開啟了這個系列，更進一步地表現出那樣的我。 也有人說這是「龍的系列」，龍是想像的力量，創世龍系列就是創造力，是表現的精素。所以藝術家，音樂、舞蹈等領域的人對創世龍系列會很有共鳴。	新系列屬於實用性，是幫助我們踏上嶄新冒險的輔助工具。

雷光精素的使用方法

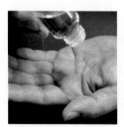
放置或滴出

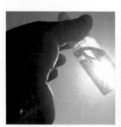
透過光線、月光或人工光線

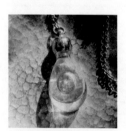
配戴精素像項鍊

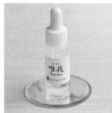
環境調整風水，可使用鏡版或獻滴台

滴用	使用 3 滴於手掌心，兩手摩擦混合後掃描身體。也可將瓶子握在手中、放置身上，並搭配冥想瑜珈等內在練習。每天早晚使用並持續一段時間。可舌下滴用。
配戴精素	將精素分裝在容器中配戴，原廠有提供特訂的水滴項鍊。
噴灑方式	滴入幾滴配成噴霧瓶，噴灑在空間或身體四周。
滴於環境	滴在土地或是房間，讓精素效能擴散出去。
日常清洗	滴於常用物品、錢包、硬幣或衣物上，也可用於清洗。
透過光線	雷光瓶身可透過朝陽或月光映照在身上，放在室內光源（鹽燈）旁也可以。
空間風水調整	將瓶子放在桌上、展示架、或是任何你想放的地方。如果能放有一個瓶子專屬的位置更佳。
獻滴台	為精素特別設置一個區域可以更加提升意識，例如：在櫃子、祭壇前放置小皿作為獻滴台。
鏡板	將雷光瓶放在鏡面上，可以加強精素效果。

特別天文時間
春分、夏至、秋分、冬至、月圓、月食 & 日食

春分

精素系列	精素名稱	誕生時間	誕生地點
輪花	璀璨星流	2014.3.21 春分	戶隱奧社寶光社
創世龍	優雅之龍的大地	2015.3.20-22 日食春分	江之島與釜之口洞穴

夏至

精素系列	精素名稱	誕生時間	誕生地點
唯我	放我	2010.6.21 夏至	野澤溫泉
唯我	開真	2010.12.21 與 2011.6.22 月食、冬至、夏至	八岳麥草埡口
唯我	夏田	2012.6.21 夏至	白馬村三日市場水田
輪花	覺信開光道	2013.6.22 夏至	富士山頂，白山岳
輪花	時空旅人	2014.6.21 夏至	寢覺之床

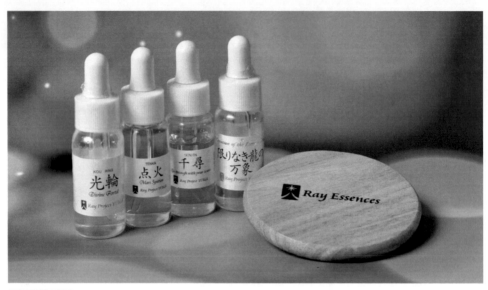

雷光原廠圖鏡版

秋分

精素系列	精素名稱	誕生時間	誕生地點
輪花	柵倒自由在	2013.9.23 秋分	守屋山頂
輪花	這是最好的	2014.9.23 秋分	相模原市

冬至

精素系列	精素名稱	誕生時間	誕生地點
唯我	開真	2010.12.21 與 2011.6.22 月食、冬至、夏至	八岳麥草垭口
唯我	無戻	2011.12.22 冬至	男山山頂
唯我	集我放光	2012.12，12.21 冬至	飯綱山
輪花	交響	2013.12.22 冬至	東京飯田橋
創世龍	尊貴之龍的靜眼	2014.12.22 冬至新月	飯綱山麓
新系列	獻給內在小孩的聖誕禮	2015.12.24 聖誕夜	巴黎奇蹟之金幣聖母院
新系列	自在	2016.12.21-22 冬至	印尼婆羅浮屠

滿月

精素系列	精素名稱	誕生時間	誕生地點
輪花	輪花	2013.5.26 滿月	善光寺釋迦堂
輪花	溫柔時間	2014.5.11 滿月	松本植原神社
創世龍	豐盛之龍的滿月	2015.5.4-5 衛塞節滿月	雷光工作室
新系列	獻給內在小孩的聖誕禮	2010 年與 2015 年平安夜滿月	巴黎奇蹟之金幣聖母院
新系列	風之輪	2016. 中秋滿月	琉球知念岬
新系列	夢憩	2020.6.6 阿彌陀如來滿月	長野市善光寺
新系列	光我	2021.5.26 衛塞節滿月	千穗之峰山頂
新系列	多面鏡	2022.5.16 衛塞節滿月	四阿山長谷寺十一面觀音

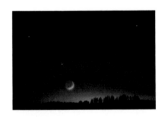 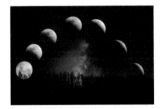 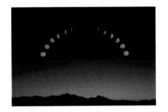

月食與日食

精素系列	精素名稱	誕生時間	誕生地點
唯我	開真	2010.12.21 與 2011.6.22 月食、冬至、夏至	八岳麥草垭口
唯我	光輪	2012.5.21 金環日食	熊野三山、神倉山千穗峰山頂
創世龍	優雅之龍的大地	2015.3.20-22 日食春分	江之島與釜之口洞穴
創世龍	無限之龍的萬象	2015.4.4-5 月食	五里峰山頂
新系列	千尋	2017.2.26 日環食	長野
新系列	點火	2018.7.28-8.5 火星最接近地球跟月全食	髻山山頂

▶入門組

富井老師對於初次認識雷光精素的花友，建議了「入門3瓶」的使用方式，有淨化、重整與向前邁進的功能，更能夠幫助你清理及更新意識，在每一天都能朝向新的一天邁進。

你可以從這7個雷光精素中來挑選3瓶，依照以下順序來選出自己適合的基礎組。

①使用「唯我」是淨化與校準核心的基本款。

②接著，請從下面4瓶精素擇一來與「唯我」一起使用，可讓意識更加擴展：「放我」或「樂空」或「大麓」或「集我放光」。

③最後再選出一瓶作為後面使用，可協助我們向前邁出步伐：「光輪」或「開真」。

選好3瓶之後該如何使用呢？如果想要淨化自己，可在早晨或活動開始前將①或②的精素滴在手上稍作摩擦，讓自己放鬆，或是用手輕撫全身、或拍打順過全身也可以，或放在胸口，然後停留一會兒時間。

最後使用③，滴在掌心摩擦，就可以開始新的一天所有活動。這一天之間若有空閒時，你可以再將精素滴在手中摩擦、之後放在胸前緩慢的呼吸，也可加上冥想。當然，如果有其他各位想到的任何使用方法，都可以納入你的冥想或召請的儀式中。

①	唯我	除去依附的事物與「自己」相遇，才發現我是造物主，我是無限的源頭。
②	放我	將自己的心完全交託給上天安排，無條件的解放，不合時宜的全部從身上剝離。
	樂空	超越頭腦，知道真正的智慧，不管處於地球的哪裏，都當作自身的聖地來行走。
	大麓	以高山為目標，突破天際屹立不搖的站著，邀請你突破極限。
	集我放光	恐懼不過是一種幻象，停止舊世界中的掙扎，生活在超然的全新世界吧
③	光輪	一切是如此滿溢豐盛，充滿祝福得到天神的支持，力量強大而溫暖的幫助。
	開真	開啟更高真實與更高次元的大門，與偉大的本源合而為一。

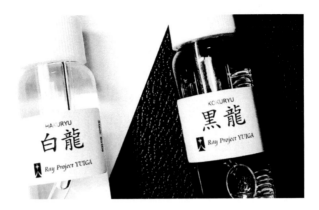

白龍はくりゅう	黑龍こくりゅう
你不想去看看新世界嗎	引導願意冒險上路的人
2016.7.18	2020.7.25
江之島	白州駒ヶ岳神社

澎湃的血液　　　　　　　　　　　現在，沉浸在當下吧
是為了什麼原因而在這裡　　　　　現在，你眼前所見
不就是為了想見到新世界嗎？　　　現在，你所聽到的
在浩瀚無垠中　　　　　　　　　　現在，正在進行的一切
發現並挑戰各種可能性　　　　　　與最大的當下力量同行
不要害怕就去體驗　　　　　　　　這是唯一的力量
　　　　　　　　　　　　　　　　是只有將力量集中於此
去吧！去吧！　　　　　　　　　　才打開了悟的道路
那裡有一個更寬廣的世界
如果不去　　　　　　　　　　　　雖看不見山頂
你就只有這個世界　　　　　　　　就因為看不見
兩邊皆是未知的世界　　　　　　　所以只能前行
又有何畏懼的呢？　　　　　　　　黑龍會給予步上這道路的人們引導
去體驗吧！　　　　　　　　　　　只為那些願意賭上自己與生命的人們
你是為了體驗而存在這裡
為了體驗而擁有這具肉身
我們不過是為體驗者

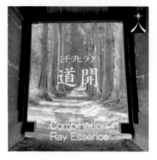

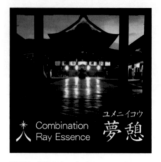

道開（複方）みちをひらく
給走在洶湧大海中的人
2020.4.8
長野市戶隱五社

夢憩（複方）ゆめにいこう
安穩中打開視野
2020.6.6 阿彌陀如來滿月
長野市善光寺

這不是要幫你免於異常的影響
也不是要幫助你回歸之前的正常人生
所要做的
是超越這些邁開步伐引導你打開道路
不只是過日子而已
而是要活出自己
協助你不管在任何情況下
都能為你打開您的最高可能性

在安穩之中打開視野
發現僅僅是存在
就是一種幸福、豐盛與支持的奇蹟
為了能夠在身心安穩的狀態下
開啟最高的可能性

▶使用建議
早上起床後使用「道開複方」
晚上睡前可使用「夢憩複方」

▶使用建議
睡前可將這個複方滴在手心，然後雙手放在胸前或
是額頭。根據自己感覺適合的部位，回想一整天以
來錯過的一些小小奇蹟、支持與引導，希望自己能
看到所有這些細微的快樂。放鬆下來有著被守護的
感受，這是支持你能安心睡眠的複方。

▶複方包含五種
【在我】立足於真實的自己，不為外界所惑
　　　　不隨波逐流。
【返上】歸還爭奪來的權力，取回自己的力量。
【明界】更明確的捕捉事物的輪廓，了解適當的界線。
【水眼】看透那些不屬於我的能量，
　　　　將不必要的能量通通清除乾淨。
【光輪】得到強而有力的支持通往神聖的道途。

▶複方包含五種
【放我】放開所有，全然投入信任之中。
【今我】解放時間，安住於當下。
【女神的假期】關掉身體與腦袋好好的休息。
【優雅之龍的大地】在平凡的日常之中發現
　　　　　　　　　閃閃發光的寶藏。
【新世】打開你真實渴望的願景。

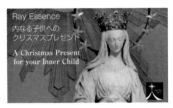

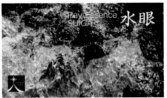

獻給內在小孩的聖誕禮
なる子供へのクリスマスプレゼント
回想令人興奮的瞬間
2010 年與 2015 年平安夜
巴黎奇蹟之金幣聖母院

獻給行走在光之道途人們的贈禮
喚醒你內在的喜悅
這是送給你內在小孩的禮物
如果你覺得興奮不已，那就是了
還有比這些還要重要的東西嗎
就像打開禮物包裝的那個瞬間
每個人禮物都不同，但同樣興奮地解開緞帶
是為了讓你回想起那令人興奮的瞬間
當你想起來了
就請毫不猶豫地盡情活出生命吧

水眼
すいが
力量之眼看穿幻覺，發現新領域
2016.3.20 諏訪水眼源流

需要在現世中前進
在世間中展現自己時
幫助自己不受動搖的活出自己
釋放不屬於自己的能量
調節平衡身體四周能量
需要展現自己與人分享時
協助調和自己本源與周圍能量
這是想活出真實自己的得力精素

▶使用建議
可調和自身與周圍
環境，打開道路。
當不合事件觸發到
自己本能反應按鈕
時，可用來釋放這
些念頭。

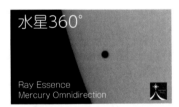

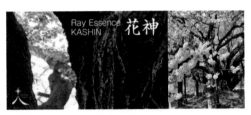

水星 360°
すいせい 360°
溝通大門已全方位敞開
日本 - 地球 - 水星 - 太陽並列之日
2016.5.9-10 日本　2019.11.11-12 台灣

溝通大門已 360 度敞開
敞開，讓心向新的觀點敞開
揭露被隱藏的真實
讓今日如同誕生之初
讓人與人、存在與存有之間
能夠無障礙地直接溝通
穿越自己世界的濾鏡
不被不必要的事物所干擾
只單純地傳遞本質
聽見每個人的真實心聲

▶使用建議
幫助人超越自己主張而
能交流，在重要的討論
時能夠表達自己也能傾
聽他人。在有溝通誤會
時適合使用。可以在會
議室中在桌上擺放鏡板
並放上這瓶精素，帶來
討論的新意與共識。也
對一對一輔導有幫助，
提供不同的視角。

花神
かしん
現世開出花，讓枯木開花
2017.5.11 長野千年神代桜

不被人們的要求或攻擊所影響
能輕巧的穿越並將之轉化為愛
在人世間處世時
協助將那些令內在激昂的反應
以中立平和的角度審視之
使在與人交流時不迷失自己
能自由的選擇
想成為怎樣的自己
想如何綻放

▶使用建議
現在想活出怎樣的
自己，幫助你回想
起真實的渴望。當
陷入與人競爭膠著
的狀況時，可以幫
助你自問：「你到
底想要什麼」。

▶新系列│覺醒組 7 瓶

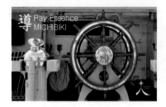

導
みちびき
導引在我之中，
你已經知道答案了
2017.12.14 奈良一言主神社
乘坐在駕駛艙中
將自己完全交託給自己
一這個頂級豪華座椅
這個導引是對自己的安心與信賴
方向就會自然而然逐漸明朗起來

▶使用建議
需要明確的指引與引導時，不知自己該何去何從時。想要設定前往的目標，並引領自己朝目標前進時。

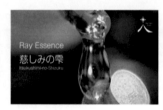

慈愛水滴
いつくしみのしずく
永恆目光看著愛深處的永恆
2018.3.5 長野
慈愛是一種超越情感的目光
與心碎的感覺不同
而是胸口無止境的延伸蔓延
不是因為擔心或覺得可憐
不管什麼情況下
都不會被任何人
任何事物所拉扯出去
眼中彷彿有什麼要溢出一般
蘊含著愛的目光

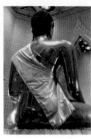

泰國金佛
きんぶつ
最寶貝親
愛的自己
2019.6.4
泰國

無論你至今做了什麼
今後想做什麼
即使什麼都沒說
這慈愛之贈禮
仍將持續守護著這一切
在這之前的所有
那些至今不曾對人道出的努力
獨自一人走過的時光
或是那些沒有意識到的努力
我全都知道
好不容易一起走到這裡
今後再也不需要擔心了
我最寶貝的自己啊
我是你最重要的親愛的自己

▶新系列│其他 24 瓶

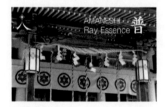

普
あまねし
當下皆已具足
2016.4.19 仙台青麻神社
即使一切如常
即使人事全非
即使平凡如常
即便一反常態
這一切都是人生啊
無論如何奮力抵抗或逞強

終有結束的那刻
請放鬆享受這個人生
享受這個當下
享受這個自己
在這個瞬間、這個當下
一切皆已具足

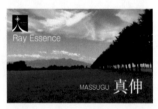

真伸
まっすぐ
直向前的道途
2016.8.8-9
群馬、東京的赤城神社
道路即是道途
沿途相遇的緣分都是道路
帶著未知持續前進通往未知的道路
條條道路通羅馬
只要直直的向前走
逐漸逐漸地就會找到屬於自己的道途

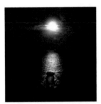

風之輪
かぜのわ
一切只是一場戲
2016. 中秋滿月
琉球知念岬

殘暴、無情、支配、暴力、苦難
都是人性
請安心，知道這就是人類
我們的虛無悄悄被燒毀
所有的衝突都是人為的，但你可以安心
虛無之火燒掉我們身體的每一個細胞
虛無將歸還一切

一切都是一場戲
就只是一場戲
從這裡開始
慈悲、溫暖、善良、快樂和幸福
也是人類
您可以選擇
沒有什麼可以受到威脅
一切的源頭就是身而為人的我

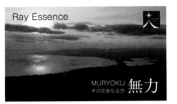

無力
むりょく
完全的力量，通往永遠的我
2016.11.4-11 佐渡島

無力是通往永恆存有的「我」的大門
當感到無力
對某事感到失望想放棄的時候
無力終將轉化為無限的自由
超越所有限制
解放所有你認為該做該遵守的限制

▶ 使用建議
對無力感到恐懼、對無力感到厭惡、
針對所有想抵抗而無力的人。

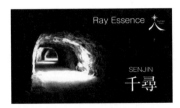

千尋
せんじん
不要賦予恐懼力量，與恐懼同行
2017.2.26-27 日環食 長野
即使恐懼也不停下腳步
可以與恐懼相伴前進
如果能帶著恐懼逕直往前走
那裡將有個可預見的世界
不要賦予恐懼力量
與恐懼同行
當穿越了恐懼的暗夜
出現的是
雄偉、安穩與八方吹不動
不受任何威脅的我

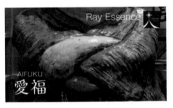

愛福
あいふく
我是愛、快樂地漫遊於地球
2017.6.18 仙台三瀧山不動院
我的存在，是與愛與被愛有關
但是，即使沒有愛或不被愛
我存在的本質就是愛
於是
即使不把愛說出口
不知道何為愛為何物
身為愛的我們
都在這地球上歡喜漫步著

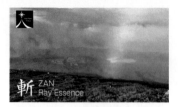

斬
ざん
解開自身枷鎖
2017.8.8 白山山頂
解開自身的枷鎖
開疆闢土的時刻已來到
現在開始源源不絕地發生
往前,只要向前踏出一步
就能好好享受這一切
不需要任何理由
▶ 使用建議
在你準備向前踏出一步時,如果腦中
充斥各種想法,原因、藉口、對策或
方法、或在任何時候感到困難重重覺
得無法度過難關時可以使用。

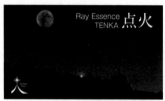

點火
てんか
點燃你的熱情吧
2018.7.28-8.5 火星近地球與月全食
髻山山頂
再熱情一點吧
點燃熱情之火
發動革命吧
當你的靈魂與你的熱情結合在一起的時候
所有的事情都將一齊動起來
並展現出來
一切都已準備好整裝待發

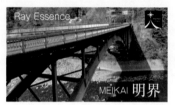

明界
めいかい
認識界限,消除界限
2018.3.31-4.1
東京 - 神奈川線境的多摩川河口
神奈川 - 山梨縣境的両国橋
你可能知道自己設下了界線
這個界線可能是不斷變化著的
可能是將原本沒有界線的事物畫下界線
可能在界線漸漸變得不再重要時
自然而然地瞭解什麼是界線
也可能是為了瞭解沒有界線的自己
為了瞭解如何擁有界線卻不為界線所困
這是關於設下界線、消除界線
超越界線、了解界線
所有與界線相關的工作

▶ 使用建議
為了使事物的輪
廓變得清晰、當
界線造成自己的
不便時、或是當
界線到了極限的
時候,這是擁有
界線同時能超越
個體的過程。

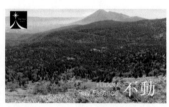

不動
ふどう
與不動的寧靜合一
2018.8.22 岩手八幡平
地上巍然不動的山與大地都是一樣的
不管發生何事都是靜止不動
安靜地一動也不動
不須費力
就能與這不動的寧靜合而為一
端坐在這所有現象的背景之中
成為這永恆的寧靜與巨大

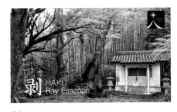

剝

はく

中庸澄澈的眼光

2018.9.23 淡路島月山観音

寂靜的光照耀在這世上

當我們處於中庸之道

疑惑也將片片剝落

存留下的

是信賴一切的雙眸

用中庸的冷靜澄澈眼光

來觀看各種人間百態、風景及道路

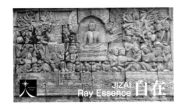

自在

じざい

超越時空的永遠和平

2016.12.21-22 冬至

印尼婆羅浮屠 Borobudur

我幻想著和平已經到來

並在此處安住著

當我決定了以和平為目標

就將自己投入此幻想瀑布之中

無論發生何事、或身處於何處

我行走在不斷流轉變化之中的普世和平

走遍世界各地

我不論身在何處都能超越時空

成為永遠的和平

在永遠的和平面前

即便數千箭矢朝向我而來

也將化為翩翩花朵、飄落地面

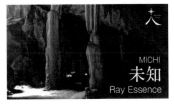

未知

みち

冒險者朝向未知前去

2019.6.6-6.9

泰國 Phraya Nakhon 穴中廟

冒險者們啊

開拓你已知的版圖吧

朝向你的未知前去

夾帶著你沿途豐盛的果實

將自己投身未知之中吧

穿越已知的世界到外頭去

拓展你的未知世界

朝向沒有光明卻閃閃發亮的未知而去吧

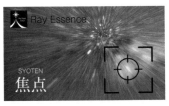

焦点

しょうてん

專注中的我

2020.1.11 長野

不再將焦點專注於痛苦上

因為那已經不存在了

不要再安於時間當中

因為那已不是你的住所

不再希求結果會是幸福的

因為那也不是焦點了

將焦點專注在每個呼吸、每個瞬間

▶使用建議

可用來幫助覺察、自己一直以來都是把焦點放在哪裡？

而現在要將焦點放在哪裡呢？

為了決定要將焦點放置何處來使用。

展
てん
你是擁有形體的無限存在
2020.3.14 長野
你是擁有形體的無限存在
你在無限之中振動
在有形之中有歡喜
成為超越形體大小的自己
活出自己的形狀
沒有自己及他人觀念的人
需要透過自己及他人來活出自己
只有承認了無限
才會真正知道什麼是有限的喜悅
看起來好像什麼都沒改變
但其實一切都變了
雖然感覺上我們好像隱約都知道
卻要更清楚去了解

際
さい
不同宇宙的介面
2020.3.14 長野
連結兩個宇宙中間的介面
傳輸不同宇宙、不同模式
不同次元之間的資訊及互動的協議
將這個世界解決不了的難題
在異世界解決
並將其帶回這個世界
是為了替解決不了的難題帶來解答

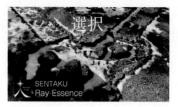

選擇
せんたく
我所決定的選擇
2020.2.2
善知鳥峠
所謂幸福
不是做出正確選擇的結果
只是因為你做出了選擇
才成為了如今的你

▶ 使用建議

恐懼做出抉擇，或對於結果過於執著、
或是因為有太多選擇。適合給為抉擇
所苦、或是有逃避選擇狀態的人。

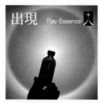

出現
しゅつげん
出來現身吧
2020.5.5 水星上合日
長野蚊里田八幡宮
出來了，現身了
雖然你還不是什麼人
就開始決定自己是誰
你想活出怎樣的人生呢？
當你站上地球這個舞台
你就是注定成為你
活出你注定成為的自己吧！

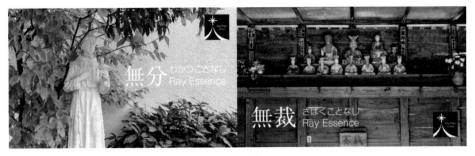

無分
わかつことなし
傾聽神的聲音
2020.9.3 長野
沒有分別
在一切之中傾聽神
映入我眼中的一切都是、造物者的身影
進入我耳中的一切都是、造物者的聲響
我的身心所感受到的一切
都是造物者之歌
這些一切全然沒有分別
這一切不是別的
是比這一切還要更大的全部
是所有萬事萬物之間都沒有任何隔閡
沒有分別
愛是不知道何為分別的
在永恆之中一切都是一體
在一切之中傾聽神

無裁
さばくことなし
是時候結束對自己的評判了
2020.9.2 野沢温泉村十王堂
沒有評判
對於擁有這些意念的人們啊
淨玻璃鏡不是為了審判對錯而存在
只是不偽裝單純地映照出真實
將一切攤在光明之下
只是全然地看著
就是愛
當存在著愛，就沒有評判
看著自己的審判
了解自身所受的責罰
當一覽無遺的看盡了這一切
就會發現那裏存在著自身的真實
及永恆的平安
所有我愛的人們啊
是時候結束對自己的評判了

備註：
「淨玻璃鏡」也稱為業鏡；是地府中映照一生的鏡子。

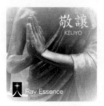

敬讓
けいじょう
打開你真實之眼觀看神性
2021.2.12 長野

對於你所遇見的每個人
無論眼前所見為何人
都不忘給出同等的敬意
給予敬意不需要理由
所謂敬意是打開你真實之眼觀看其神性
見其神性，敬意便會油然而生
敬意讓你憶起你是愛的存有
回想起讚嘆萬物主之歌
當這首歌響起之時
你的世界因此而誕生
當你崇敬萬物
就能將差異、敬意、厭惡轉化為愛
帶著如此信念你的世界將開始閃耀光輝
我深敬汝等
為常不輕菩薩

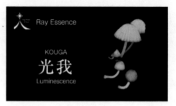

光我
こうが
歸零時發光
2021.5.26 衛塞節滿月
神倉山千穗ヶ峰山頂
Mycena lux-coeli
天光小菇（椎燈茸）

當我回歸於零
我將綻放屬於我自己的光芒
透過持續在自己身上工作
我將被點亮
開始發光

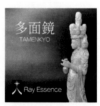

多面鏡
ためんきょう
一起共振解放，解開誤會
2022.5.16 衛塞節滿月
四阿山長谷寺十一面觀音
穿越自己的觀點與框架
解開誤會的精素
超越人類世界中的分歧與對立
並開啟和平
展現出任何面向
照應出各方視角
與所有視角產生共鳴
修煉諸法無我

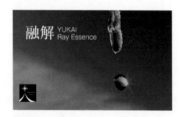

融解
ゆうかい
融掉黏著
2022.1.1 長野
熔化、解除、融化
這是可以「融解掉黏著」的光之振動
誕生在極為寒冷的地方
吸收並融入在光中的冰與水滴

雷光精素 x 水晶鉢靜寂音
台日連線節氣冥想會
春分、夏至、秋分、冬至

水晶鉢演奏音樂家 —スリス安樹子老師，是富井老師 20 多年的花精同學，2000 年起轉職成為催眠與花精療癒師，2005 年開始了「當今、現在、此刻」的水晶鉢演奏服務，在日本廣受好評並受邀到全國各地演出。

安樹子老師的「靜寂音」是內在寂靜與清澈的響聲，能夠讓聽眾感覺到深層的穿透力，與雷光精素合作製作出多首的療癒音樂，歡迎到此購買下載 https://thefool. official.ec/

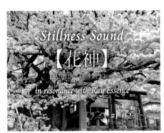
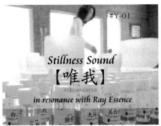
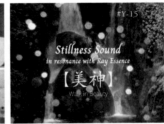

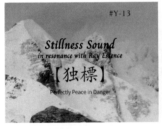
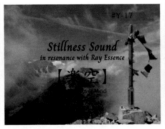
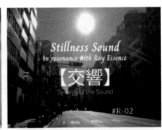

富井老師與安樹子老師每年會舉辦「節氣遠距冥想會」，以 30 分鐘的水晶鉢靜寂音聲響搭配雷光精素，邀請大家一起靜心專注無聲的能量振動。雖然是採用遠距參與的方式、聽不到水晶鉢的實體聲響，但安樹子老師會在演奏前將精素滴在每位參加者的名字上，讓大家彼此相連。

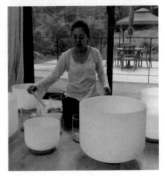

你可以帶有意識在步行或工作環境加入遠距冥想，不限定靜坐參加。歡迎以自己的日常生活方式來參加，報名細節請洽花精之友官網。

07 PHI 洲際大地系列

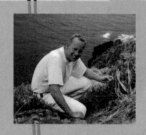

製作者介紹：安德魯・科特 Andreas Korte

科特老師從 1984 年開始製作花精，是德國的生物學家，在荷蘭創辦「PHI 洲際大地中心」，PHI 在拉丁語 Potential humano integral 意思是「整合人類的潛力」，代表了科特老師與大地之母合作的精神。

他在 1991 年研發出第一個海豚精素，採用的是獨特不剪花也不傷害動物的「水晶製法」來製作，研發出多個系列包括：海洋生物精素、深海精素、麥田圈精素，以及不剪花製法的仙人掌花精、歐洲野花花精與巴哈花精等等。

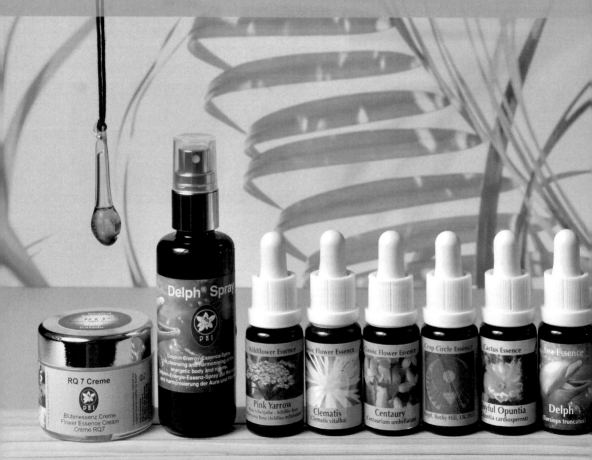

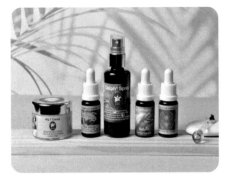

PHI 洲際大地系列品項
· 滴瓶精素 15ml，內含精素水與保存酒精。
· 部分有做噴霧 50ml，內含精素水與保存酒。
· 6 種花精霜 60g。
· 部分有做成精素項鍊（特訂）。
· 系列花卡、原廠木盒。

PHI 洲際大地的發展

花精對人類心靈進化的現代化發展是從 1930 年代的巴哈醫師開始，接著在 1970~80 年間有了大幅度的躍進發展，許多國家的花精接連出現，也開始製作出各式精素包含有：礦石、蘑菇、鯨豚、神聖地點等精素。科特老師是多元精素的重要創作者之一，他在 1989 年與 1991 年分別研發出世界第一個蘭花花精與海豚精素，然後在歐洲、美洲、非洲找到最好的花朵來製作花精。

不剪花製法

科特老師不想使用花朵分離於原來植物的方式來製作，他認為「不剪花製法」可杜絕植物跟健康花朵的痛苦印記，可以讓植物們更有純粹的療癒力量， 想要如攝影那般來保存花朵訊息，不用傷害到植物卻又能保存所有的療癒能量。

因此他開發出「水晶製法」，使用含有水分的純淨白水晶洞，與花朵一起放在陽光下，這些光線微粒會反照到植物上，透過晶洞的結構轉化訊息到水缽中。德國的物理學家曾在 1984 年以科學方式證明這樣的製作方法可以帶來千倍的療癒效果。

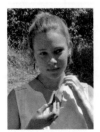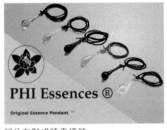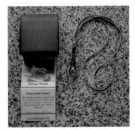

部分有製成精素項鍊。

Amazon Cream 亞馬遜解阻霜	用於能量堵塞處來按摩，有支持感。
Dolphin Cream 海豚精素展心霜	帶來可愛、開心與淨化的益處。
Lotus Cream 蓮花花精和諧霜	自然放鬆與和諧感，重建能量的平衡。
RQ7 Emergency Cream 巴哈花精七花緊急救援霜	安撫緊急驚嚇、深層釋放。
Self Heal Cream 自遇花花精霜	讓內在力量的發芽，有動力變得更健康。
Venus Orchid Cream 金星蘭花滋養霜	滋養放鬆與陰性之美。

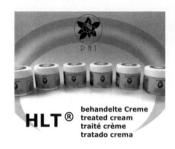

HLT® behandelte Creme / treated cream / traité crème / tratado crema

花精霜共有 6 種，具備不使用動物試驗的兔子 CCF 標章

如何選擇 PHI 洲際大地的精素

使用說明	可根據手帖書的花語敘述與《別冊》整理的花精分類，挑選目前需要的花精。
使用《別冊》靈擺	排列好想要挑選的花精（建議轉開標籤，讓測試者看不到花名），依次將靈擺放在花精上發問：「我或個案，是否需要這個精素」，最後依照靈擺的選轉結果，挑選出適用的精素。也可參考《別冊》的靈擺表來挑選。
使用脈搏檢查	讓花精瓶慢慢向個案的手部靠近，當靠近星光體、約距離身體 40 公分的時候脈搏會有所增強，檢測者以計算脈搏的穩定數字，來找到正確的花精。科特老師將會在工作坊中帶領學員仔細練習這個方式。
使用花卡	靜心注視花卡，心中專注關切的主題，隨後選擇最吸引自己的花卡，隨後可再詳閱花精說明。
使用肌力測試	這個方式需要經過熟練技巧，才能對個案的肌肉反應有細緻感知。除了用來挑花精，也可以用來確認使用頻率和滴數。

PHI 洲際大地的使用方法

【滴瓶使用】

可以用於舌下或外用，兩種方式效果都很快速，都能影響到氣場；也可外用在皮膚區域、或花精滴入泡澡水中也很好；或是加入 7~9 滴在自己常用的乳霜一起併用可以調和脈輪能量。

使用頻率一般為每天兩次（早上與下午各一次），每次使用 2~4 滴。可以直接用在皮膚或脈輪區。緊急的狀況下可間隔每 5 分鐘就使用幾滴。花精的效果不因「用量」，「使用頻率」才是重點。

【噴霧使用】

精素噴霧可噴在頭上方或是肩膀區域來感受精素的影響，並不需要大量噴用，就可帶來細緻的影響。你可以向各個方向噴用，噴用後感受看看氛圍的改變，空間感會更舒適，散發安全感與健全感，讓人更能處在當下此地。

噴霧對於療癒與冥想的空間很有幫助，適合用在兒童或動物身上；噴於寢室或辦公室可以讓人感覺到安穩，提升工作效率與產出，有清晰頭腦來面對每日的挑戰，也讓人有創造力與安全感。

【稀釋】

稀釋過程可讓花精訊息再轉化到水中。稀釋方式是：準備 30ml 滴瓶，加入 10ml 白蘭地或干邑酒，再加入 20ml 的泉水，與 7 滴花精混合。若有個人原因不能使用酒精，也可以考慮植物性甘油或蘋果醋來保存。因稀釋瓶無法保存太久，請稀釋幾天的量先使用即可。

稀釋時建議選用 2 種或 3 種花精來搭配，如果混合太多，反而會有異常的影響。也請避免同時處理太多議題。保存花精的最好方式是使用木盒，可減少陽光及電磁波的影響。

註：「蘭花花精」與「麥田圈精素」不建議和其他花精混用。

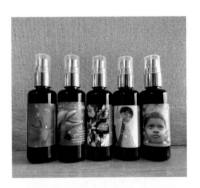

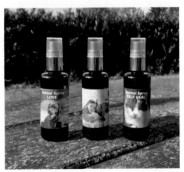

部分有做成噴霧，還有給孩童與寵物的配方。

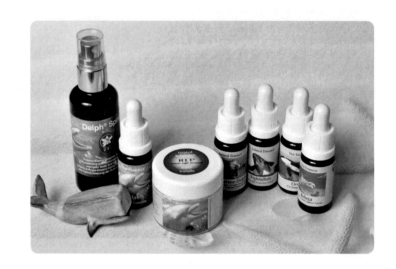

鯨豚精素與海洋生物精素

動物通常象徵人類原始的一面，對照出人類原始驅動力與直覺，人類在夢中常有動物原型的展現，顯示出被壓抑的野性活力，或是內心有想表達的靈魂潛力。

海洋是地球上最大且相連的生物棲息處，海水覆蓋了三分之一的地球表面，所有生命的起源也源自於海洋。海洋生物與人類在基因與文化上有很深的連結。

科特老師在製作「海豚精素」或「深海精素」的時候，會親自潛入海中，以尊重、不傷害也不會干擾到動物的方式來製作精素。

世界第一個海豚精素

「PHI 洲際大地」是世界上第一個製作野生海豚的精素，科特老師在 1991 年 12 月 22 日前往南美洲哥倫比亞海邊，他當時並沒有製作的計劃，一切過程是海豚跟鯨魚作為動物王國使者的引導。

當科特老師在西班牙的大學教授花精研究時，他收到一位女性的訊息，提到他即將迎來一次特別的製作旅程。隨後去南美亞馬遜教學時，夢中他又接收到時間點的訊息：「下一次滿月」。一個月後的聖誕節假期，科特老師決定到南美哥倫比亞北邊海岸旅行，當他搭船到小島時，看到附近竟有好多海豚，有一隻海豚朝著他筆直游來，就在快要撞上時海豚突然停了下來，隨即出現其他海豚們環繞著船身，並發出海豚特有的短金屬音—「嗶」的叫聲。他感覺一陣澎湃的喜悅感，全身脈輪同時被激發與淨化了。他再度回到碼頭靜坐等待海豚，運用水晶製法收錄訊息，那個瞬間強烈感受到與海豚們的連結，他與海豚合為一體了。

海豚精素是非常特殊的精素，帶來愛的訊息，有著極高頻率的能量，也是另一個次元的入口。可以促進所有的脈輪與能量核心的和諧與淨化，特別可用於野外大自然水資源的淨化。

科特老師的研究顯示，海豚精素對於生產、新生兒與新手媽媽都有幫助，能帶來更佳的和諧感、讓孕期過程順暢，也讓孩子在學校表現得更好，並享受生命的喜悅。海豚精素能協助有天份的孩子，瑞士地區學校的輔導老師曾經運用海豚精素成功協助不易專注及愛動的孩子們。

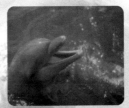

在烏拉圭曾經救援過一對海豚母子，海豚媽媽因為觸網衰弱而死，海豚寶寶因此不肯再進食，救援團隊認為海豚寶寶不久也會跟著死去。之後有人送去一小瓶海豚精素，使用後海豚寶寶就開始有意願進食而活下去了。

協助受污染的土地水源地

海豚精素可促進水的品質，轉化水分子，增加水分子的振動，協助受污染的水與土地在能量層次有所改善。科特老師過去多年來使用海豚精素協助過車諾比與福島受到核汙染的土地 (參考 46 頁)，將稀釋瓶放置在這些受汙染地點，能在往後 70 年間能持續協助該地點的能量淨化。在福島一起參與的日本花友曾經回饋，她在現場曾感覺到強力的能量，觀察到周圍動物對這股能量有立刻的反應。

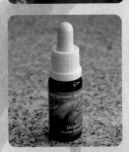

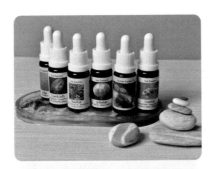

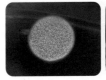

深海精素

深海生物們的生活方式是晚上從海洋深處上升到水面，在黎明第一道曙光照亮水面時，又回到了海洋深處。製作深海精素時，科特老師特別親自潛水找到來自 1000~4000m 間深度的深海生物，他們多是人類肉眼很難察覺、無色透明、就像是深海中的玻璃剔透般存在。

深海生物的生活習慣也表示出深海精素的特質：揭開細胞深層的無意識障礙、幫助轉化，讓我們能夠意識到舊有障礙是什麼，將之帶到意識層面，才能去轉化與釋放這些無意識障礙。

119

海洋生物精素

鯨豚精素／學名	精素說明
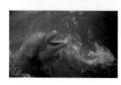 **Dolphin** 海豚 *Tursiops truncatus*	海豚精素是非常特殊的精素，帶來愛的訊息，是非常高頻率的能量與另一個次元的入口。促進所有脈輪與能量核心的和諧與淨化，激化活力與自信，讓人更容易釋放恐懼和限制，溫和地打開心輪並身處在充滿無條件之愛當中。可用於野外水資源的淨化。
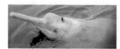 **Pink Amazon Dolphin** 亞馬遜粉紅海豚 *Sotalia fluviatilis*	幫助女性接受並整合陰性面。對青春期的少女、五十歲後的女性、新手媽媽都有幫助，接受懷孕與作為母親身分的神性之禮。 能量層次上可協助療癒情緒或性原因的創傷，讓人增加對自己的愛，也能夠無條件地去愛他人。「粉紅海豚精素」有極高的振動能量，連結我們與第五次元，讓人辨識出各個層次的神之愛禮。
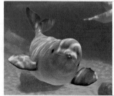 **Beluga** 白鯨 *Delphinapterus leucas*	讓人有孩童般的喜悅、放鬆並能幫助彼此，協助在胚胎或童年時候的障礙，對負面情緒或驚嚇會有幫助。讓人在細胞訊息上重組能量模式，辨識並療癒內在小孩，讓內心再度喜悅，更好地享受生活。
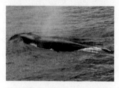 **Finback Whale** 長鬚鯨 *Balaenoptera physalus*	開啟我們與第四次元、第五次元的鯨魚意識，讓人經驗並有超越時空的覺察，進入到母體。讓思考在現實生活中能夠具體實踐。
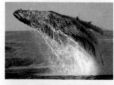 **Humpback Whale** 座頭鯨 *Megaptera novaeangliae*	座頭鯨在唱歌時會進入一種出神狀態，透過高振動開啟次元入口，直接連接到第五次元。不論時間或空間，每件事情都在當下此刻。宇宙、地球跟所有生命的一切都被透明原生質所包覆，在當中能夠與其他星球永久交流。
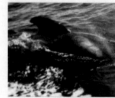 **Pilot Whale** 領航鯨 *Globicephala melas*	連結我們與第四次元，意識到時空是一種假象，所有事情都是相連的。許多人能夠體驗到這股終極狂喜，也覺察到生命的靈性任務為何。

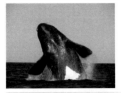

Right whale
露脊鯨
Eubalaena australis

與第四跟第五次元連結，超越時間與空間。當人進入到第四次元，就會覺察到每件事都連結彼此，分離只是第三次元的幻想。有些人會說生命存在來自合一整體的大神，就是與第四次元有關。

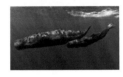

Sperm Whale
抹香鯨
Physeter macrocephalus

抹香鯨是地球的守護者，讓人類與第五次元相連，提醒我們都是神創造的維護者。抹香鯨的胚胎形狀，提醒我們DNA的保存源頭，對能量的重生復原有重要性。

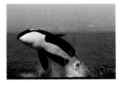

Orca Whale
虎鯨
Orcinus Orca

對心輪有強力的影響，讓我們與第五次元連結，並連結內在力量，帶來與光連結的潛力與創造力。更覺察到因果、陰影與內在恐懼，協助我們增強自信，發展出內在信任並與神性連結，讓我們知道自己是被神所環抱保護著。

水母名稱 / 學名	精素說明
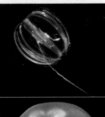 **Comb Jellyfish** 櫛水母 *Pleurobrachia pileus*	增強生命能量與極光氣場能量、讓氣場朝向光，與增加能量的回響，讓人覺得熠熠生光更有活力，因此能與他人有更好的接觸與互動。
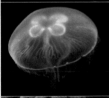 **Qualle Jellyfish** 水母 *Aurelia aurita*	能量上可以平衡身體的水元素，協助內在平衡，讓每件事情可以流動。情緒層面上讓人能夠分辨什麼可以保留、哪些不適合要淘汰。
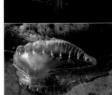 **Portuguese-of-war** 戰艦水母 *Physalia physalis*	清理痛苦能量與有害環境。面對有害的情緒、互動及環境時會提供強力的能量淨化，讓負面能量消失，創造出清新潔淨的氛圍。

魚類名稱 / 學名	精素說明
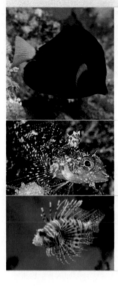Angel fish 天使魚 *Pygoplites diacanthus*	增進合一的感覺與溝通，可協助驅趕負面黑暗思緒及低潮期的孤寂感。促進內在喜悅生成，協助家庭與團體的動態關係。
Blenny 鳚 *Blennius Sanguinolentus*	知道情緒是生活的一部分，克服自己的恐懼，協助情緒的流動表達。連結直覺並用更適合的方式來展露情感。適合加入按摩油來使用。
Lionfish 獅子魚 *Pterois milos*	可用於複雜情境下的能量清理，是身體能量的除穢劑，其能量運作可釋放頭腦與心智的障礙，讓我們免於負面能量與壓力思考與情緒毒素的影響。激化「靈性直覺天線」，釋放舊有包袱模式與負面情緒。

珊瑚名稱 / 學名	精素說明
Brain Coral 腦珊瑚 *Platygyra lamella*	這個珊瑚的形狀像大腦結構，因此對腦部能量有強力影響，依序會先刺激前額葉、接著往後腦並影響整個大腦的結構能量。情緒面上可淨化人們的思考並刺激心智體，讓思緒更清晰與有邏輯架構，並強化內在力量。
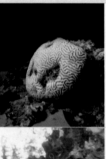Dendrophyllia 叢枝樹珊瑚 *Dendrophyllia sp.*	在身體與器官的黑暗能量區工作，有淨化與轉化的功能。協助學習時運用覺察與思考，帶來明亮感與正面思考，清理這些暗黑區域。
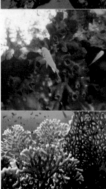Fire Coral 火珊瑚 *Millepora dichotoma*	協助受到敏感影響有的皮膚能量，讓人發展出更多內在溫暖與自信。 靈性層次上可幫助人減少偏見，讓我們能接觸到其他人與之交流。

	Hood Coral 萼柱珊瑚 *Stylophora pistillata*	運作在身體結構及骨骼的能量，可創造出穩定的結構，幫助人擁有內在的堅實感。
	Soft Coral 軟珊瑚 *Sarcophyton*	協助皮膚能量的更新，支持身體結構，能量溫和又能激發活力。情緒面上可幫助受到強烈攻擊的人，當處在困難的人際關係時，遇見對方時仍能表現出從容不迫的優雅。
	Transverse Coral 橫柔星珊瑚 *Faviidae*	用於細胞結構與腦皮層的的重生能量。情緒面上可創造出人類與社會結構的連結與規範。

海洋生物名稱 / 學名		精素說明
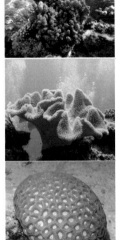	Alga 海藻 *Umi-budo*	促進瞭解、覺察彼此的需要與歸屬感。幫助人在不同意見爭吵後能還能夠再接近彼此，加強團體意識與家族凝聚感。能量層次可促進生長，適合加入自遇花精霜（Self Heal Cream）一起使用。
	Bearded fireworm 鬍鬚螢火蟲 *Hermodice carunculata*	讓人淨化過去的創傷與受傷記憶，放掉內心舊有包袱。身體層面上幫助人清理與淨化能量體。情緒面上與人保持相互尊重的距離，在不傷害對方的前提下進行溝通。
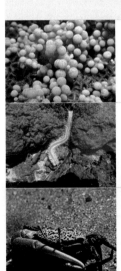	Crab 紅石螃蟹 *Grapsus grapsus*	協助專注內在，發展自信。從不同觀點來觀察恐懼，綜觀生命情境與思考後再做出決定。有外殼包覆般的能量保護，讓人感覺到家的歸屬感。增強皮膚、指甲、毛髮區域的能量。

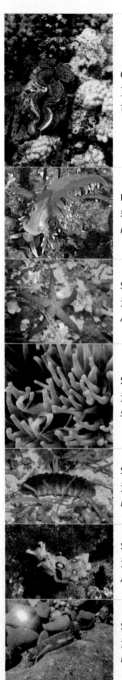

Giant clam
巨蚌
Tridacna maxima

就像巨蚌能夠濾海水，能量會運作在心臟瓣膜區域，解除並釋放有害能量。情緒面上協助人分辨哪些事物會對自己有助益還是有害，協助關係中的展開，也知道自己何時需要關閉連結。

Pink Flabellina
粉紅蛞蝓
Flabellina affinis

讓我們連結到自己的明亮本質。讓你保持適當距離時又能敞開心房。在保持適當距離時，更容易以心觀心去看待與接受身邊人，以慈悲和關愛的能量與人相遇。

Starfish
海星
Asterias rubens

感覺到自身內在星星在發光，也感知他人的內在之光。協助有人際交流障礙或內向害羞的人，讓人內在有安全感，能坦率地與人交流，在團體中也能更活躍。開啟對手臂、腳與頭部區域的全新身體覺察。

Sea Anemone
海葵
Stichodactyla mertensii

協助人面對中年婚姻危機，能夠用心知悉如何改變彼此關係，增加雙方的自我肯定感，讓恐懼消失。隨著自我價值的提升，能在伴侶關係中找到平衡。透過上述覺察過程來找到適合的伴侶，擁有穩定的關係，形塑出家庭成員的共同喜悅與認同感。也適合用在想加強團體意識、身在團體中的一體感。

Sea cucumber
海參
Holothuroidea

關於消化主題的能量，幫助人能更好解除與吸收一切的運作，釋放掉重擔。

Sea Cochlea
海蝸
Aplysia dactylomela

協助關節區的能量，讓人更有覺察地步行，能夠擁有內在穩定度，對生命更有信心。協助落地議題，讓人放慢又能長跑並保持效率來完成工作。辨識出有哪些依賴寄生的能量，有決心可以面對敵人。

Sea Slug
海蛞蝓
Hypselodoris picta webbi

增強人的自信，影響太陽神經叢與心輪。強化自尊跟信任，讓遭遇到創傷經驗的小孩或成人就可以跨越恐懼，強化內心，減緩與釋放焦慮感受，能夠有更輕鬆的呼吸。

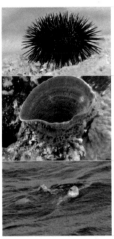

Sea Urchin
海膽
Echinotrix diadema

幫助我們找到與伴侶或他人在關係中的正確位置，能有自信並以適當的方式靠近對方，學習尊重彼此需求，最終找到親密關係中最舒適的相處距離。

Sponge
海綿
Callyspongia sp.

協助抵銷有毒能量，讓舊回憶可被過濾清除，幫助人們放下老舊包袱的能量。

Ocean Turtle
赤蠵龜
Caretta caretta

面對壓力時用更安穩與務實的方式來照顧生活，而不是等發生狀況時才來反應。增加自我認同，更穩定處理事情，即使狀況沒有馬上變好，也可以安穩後再嘗試。遭遇攻擊的時候，也有自己的保護殼，在任何時刻都有所歸依。

深海精素精選
更多深海精素請參考官網最新資訊

深海生物名稱 / 學名	精素說明
Ocean No.3 深海精素 3 號	給第 1 脈輪的第一個細胞的能量補充，讓人與地球的原初之力連結幫助你扎根，人會有清晰的頭腦可以去創造。很適合搭配天使能量。清理陳舊並且能夠放下，能量層面上可除舊換新細胞能量，有如吸入氧氣那樣去更新身體機能。
Ocean No.4 深海精素 4 號	從潛意識深處定位自己，找到自己的空間。這是一股緩和但很細緻的感受，你不再需要在眾人間讓自己隱形，就能在生活裡有自己的位置。能量作用在第 2 脈輪、與腎和與性有關的區域。讓人有活力，可以克服緊張，舒緩對於密閉空間的焦慮，帶來平穩的感覺。
Ocean No.5 深海精素 5 號	可消散潛意識深處的羞愧與內疚。能量運作在第 2 脈輪、腎、腹部與性能量的區域作用。協助人在伴侶關係中找到適合方式，釋放能量打結之處，有更好遠見去思考與行動。增加自尊感與被愛的感覺。
Ocean No.12 深海精素 12 號	與第一個原始細胞的純粹能量相連，協助平衡第 3 與第 4 脈輪。讓人有返璞歸真的感覺，與 Alfa 與 Omega 能量相連，有如身處子宮中第一個細胞，是整體的部分卻又與一切合一。適合用於專注與扎根之需，可呼應太陽與生命之樹的能量。
Ocean No.15 深海精素 15 號	讓人的能量回歸到最初的原始狀態，是生命創造 DNA 融合後，不曾受干擾的第一個細胞信息，也是神性創造之時刻。就像沉浸在數百萬年前原初海洋狀態的感覺，在神聖創造過程中成為一個人。回到一切的起源，對第 1 脈輪的能量有影響。
Ocean No.18 深海精素 18 號	從頭部區域開始運作，讓思緒更清晰，呼吸帶有意識。讓光流過身體，學會用光來清理黑暗的情緒並強化能量體。對第 2 脈輪的能量有影響。
Ocean No.19 深海精素 19 號	帶來愉悅感，消除與轉化阻塞和限制。有助於與他人的輕盈交流，增強自信心，讓人感到安全、輕鬆與自由來過生活。對第 1 脈輪的能量有影響。

麥田圈精素
Crop Circle Essences

　　因為海豚精素能量的邀請，科特老師在 1996 年開始製作麥田圈精素。「麥田圈」的出現與研究已經超過 200 多年，讓我們能夠從不同次元角度來感知世界，每個幾何圖案都有神秘意義，它們經常出現在古代歷史遺跡場域，例如：巨石陣、金字塔、古老城堡或古墓的附近。也因為出現地點通常位於地球的穴位。麥田圈出現的地點不僅對應到地球經絡能量線，也會相應人類的穴位點。麥田圈精素的影響除了對身體的 7 個脈輪以外，也能往下對家庭、種族與集體的無意識脈輪，往上連結到神聖源頭與更高脈輪。

麥田圈精素特別用法

注意事項：每次請只用一種麥田圈精素，不適合與其他花精搭配稀釋混用。

舌下使用	空間風水	環境保育
直接使用原瓶 2 滴，或是滴在水中然後小口慢慢使用，也可以外用滴在脈輪區域。	將精素瓶擺放在房間裡，讓空間與處在當中的人能夠受益，感到平靜與被充電了。	稀釋後可放置水源地或動物保護區，可協助環境能量淨化並給予支持。

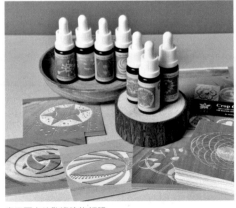

麥田圈卡片歡迎洽詢訂購。

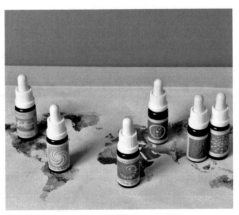

麥田精素用於空間風水調整與地圖遠距祈福。

「麥田圈符號」具有非常強的能量，類似於「盧恩符文」，圖片是科特老師記錄下來的麥田圈，你可使用靈擺或視覺直感來選擇適合的「麥田圈精素」。例如：請觀看你受到吸引的麥田圈符號約 2 分鐘，注意呼吸是否增加，若呼氣需要的力量變得更大或想要略過，通常表示這個符號不適合你。洲際大地也有出版「麥田圈卡片組」，訂購歡迎聯繫花精之友官網。

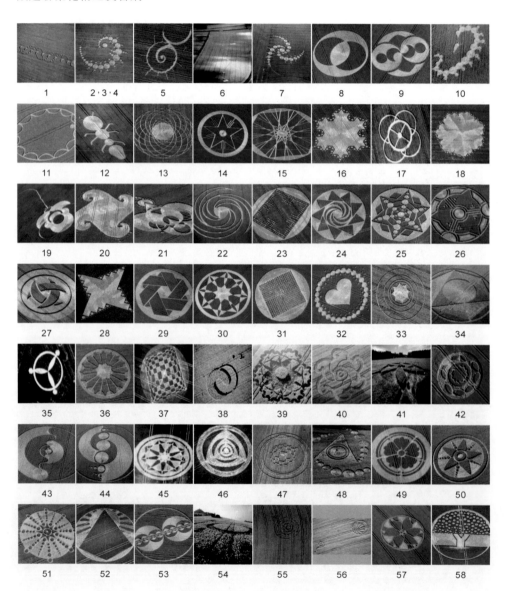

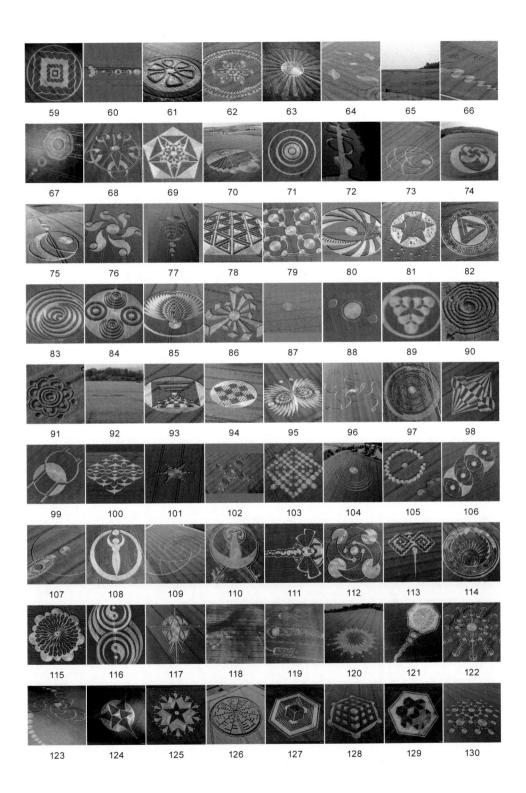

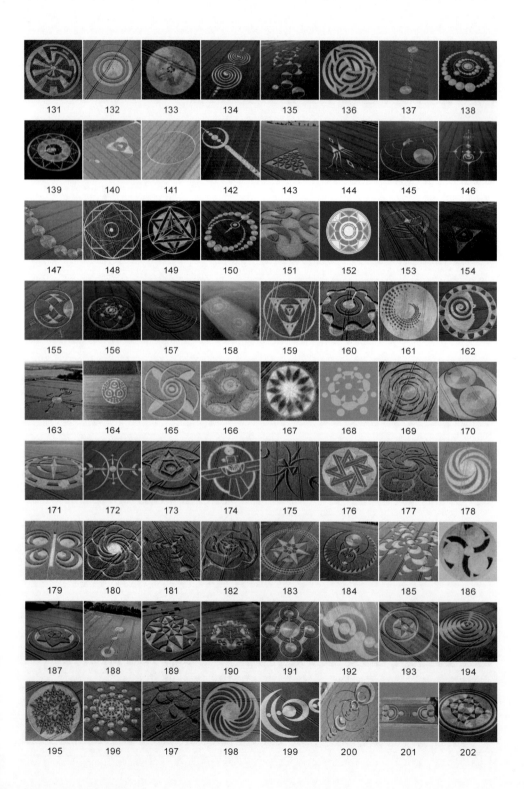

131 132 133 134 135 136 137 138

139 140 141 142 143 144 145 146

147 148 149 150 151 152 153 154

155 156 157 158 159 160 161 162

163 164 165 166 167 168 169 170

171 172 173 174 175 176 177 178

179 180 181 182 183 184 185 186

187 188 189 190 191 192 193 194

195 196 197 198 199 200 201 202

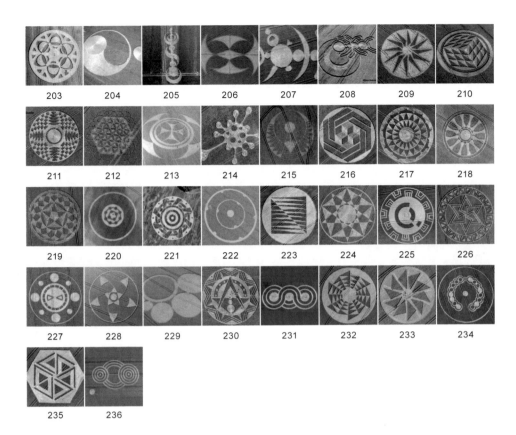

203 204 205 206 207 208 209 210

211 212 213 214 215 216 217 218

219 220 221 222 223 224 225 226

227 228 229 230 231 232 233 234

235 236

麥田圈精素精選
更多麥田圈精素請參考官網最新資訊

麥田圈精素能量除了對應到身體 7 脈輪，也可攸關到往下的低層脈輪，運作在潛意識、家庭、種族、集體、生物等層次。往上與更高脈輪與神聖來源、細胞療癒、靈感或更高創造力有關。

影響脈輪圖	麥田圈名稱	精素說明
	Julia Spiral Stonehenge 1996 茱莉亞集合螺旋（英國麥田圈 04）	這是一個有兩個中心的圓形軌跡，上升的螺旋代表人類的 DNA 重組，進入到新能量的形式。昴宿星人的溝通是平衡陰陽的，當陰陽能量平衡了，宇宙也就更平衡與完整。這個麥田圈精素是達到宇宙平衡的關鍵，提醒人們性是有神聖性的。
	Six Pointed Star Devil's Den 1999 六角星（英國麥田圈 25）	這是空間的宇宙門戶，轉化的大門可讓黑暗轉為光明、死亡到生命、分離到團結。核心的意識移動到地球六角星系統的不同分支：列戶腰帶（Orion Belt）、昴宿星（Pleiades）、大角星（Arcturus）、織女星（Vega）、天狼星（Sirius）與銀河系中心（Galactic Center）。
	Spiral Stonehenge 2002 史前巨石群螺旋（英國麥田圈 64）	這個麥田圈就位在古墳跟史前巨石群之間，讓人與創造、過去的基因和文化源頭連結，能夠意識到古老舊有模式，了解並且清理它們。人們就能讓內在自由，學習到自己是誰。
	Fibunachi Spiral Badbury Castle 2006 斐波納契螺旋（英國麥田圈 87）	這個逆時針結構可讓人有更深的淨化程序，了解自己的能量場運作，與環境跟他人有所互聯。可提供使用地所需的清理跟淨化，幫助人釋放老舊能量跟模式，由內在到外來掃除，重建更好的能量流動。能量影響會從細胞層次的身體面開始。
	Alton Barnes, Wiltshire 2011 衝突之解（英國麥田圈 136）	這個精素幫助人處理衝突，連結我們與潛意識的心，讓人意識到衝突的原因，讓人去理解如何解決衝突。

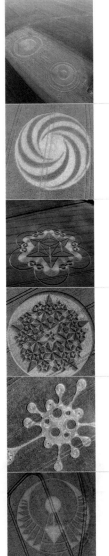

	Formation in Marrocchi 2014 淨化潛亂（義大利麥田圈 158）	這是大型的順時鐘麥田圈結構，能量運作在 DNA，可淨化被擾亂的訊息，讓原有訊息能夠重新掌握。 清理人們最深層次的潛意識，同時適用於清理與活化能量點，讓人感覺到自己。更能與大群體有一體感、幫助身體能量的清理。
	Berlin Spirale Gerlinger Str. Berlin Spirale, D 2016 德國螺旋（麥田圈 178）	可療癒分離，讓愛創造整體感。這個麥田圈出現在德國邊境，可幫助衝突的情境，塑造彼此團結。提供彈性，讓人有動力，彼此感覺到是一體與團結的。
	Cley Hill Warminster 2017 創造之美（英國麥田圈 190）	這是柏拉圖精神的花朵，代表從小處到大的完整結構，每件事情都是根據神的計劃而發生。提醒神性在我們之中迸出火花，每個人都相互連結，從心散發著光到所有細胞。
	Pentagramms Martinsell Hill 2018 五角星群（英國麥田圈 195）	這是推進 DNA 與細胞覺察的精素，就像蓋房子時最小結構的磚頭。這個精素的 DNA 原始訊息與重生力量，能夠促進有機體中的細胞、器官跟組織的康健訊息。在人被外部影響所干擾到原始訊息時適合使用。
	Potterne Field, nr. Devize 2020 麥毒形（英國麥田圈 214）	保留有機體與內在系統的秩序，補償身體的能量弱點，對脈輪有正面的好處。連結到原始訊息，取代舊有失序的模式，進入到源頭的自然訊息，活化自己的療癒能量。 運行到所有脈輪，最好使用的區域在心輪。
	Angel Rocky Hill 2020 心天使（英國麥田圈 215）	這個麥田圈顯現中央有心形的天使。我們可以用這個精素來連結守護天使，擁有能量保護與信任並且與神連結，提醒人們所有療癒能量都是透過心輪來流動，活化我們的心，增強內在之光與愛。

南美仙人掌花精
Cactus Essences

地球上的第一批仙人掌出現在古老的南美洲，當地土壤因受到烈陽曝曬的影響，有些植物開始用細莖來收集水分好度過乾旱，並且逐漸演化成多肉植物與仙人掌。仙人掌表面密佈尖刺，展現出保護生命與茂盛之意，能夠忍受嚴峻環境，是真正的生存藝術家。

仙人掌植物保有大量水分，新鮮的汁液代表著生命的煉金液，可以加強人們的防禦能力、驅離恐懼，讓人超越困境卻同時保有希望與穩定，對光亮的內心提供能量。

不剪花製法

科特老師運用「不剪花的水晶製法」來製作仙人掌花精、野花花精與巴哈花精，他相信不剪花可避免紀錄到花朵的痛苦印記，讓植物們能有純粹的療癒力量。

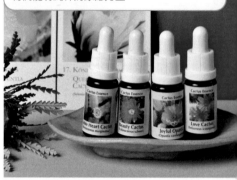

歐洲野花花精
Wild Flower Essences

植物王國中的開花植物，主要特徵是以根連結大地，代表是與物質元素有所關聯；開花植物最極致的能量展現便是「花開當時」。科特老師精選歐洲各地的野花製成花精，可以療癒受到情緒影響的星光體與以太體，幫助個人發展，並處理恐懼或阻礙的議題。「野花花精」是特別為了療癒當代人的身心不平衡而出品，被喜愛的花友膩稱為「愛的花精」系列。

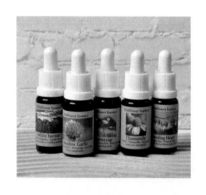

巴哈花精
Bach Flower Essences

英國的巴哈醫師是花精研究的先驅，他觀察病人並且發現疾病與情緒、個性、行為模式有深刻的關係，身體的不適都能追溯到有某種情緒的源頭。巴哈醫師從他所找到的晨間花露水發現到，露水帶有和植物本體一致的正向療癒力量。因此他使用日曬法及煮沸法、在 1930~1936 年期間找出 38 個花精，可幫助人轉化阻礙和不和諧的情緒，進而連結正面的振動力。科特老師選用與巴哈醫師相同的植物，更進一步採用「不剪花製法」來記錄植物們純粹的療癒力量。

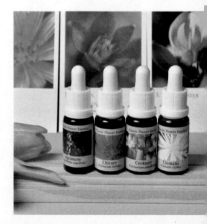

PHI 世界特別主題 K9：對疫情陰影的恐懼與保護

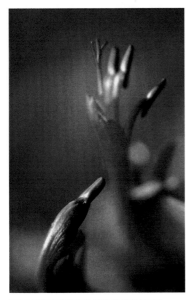

K9 非洲紅花（保育考量為未提供學名）

科特老師花了不少體力得以進入非洲中部原始森林尋花，他看到當地村民因為瘟疫而病倒，許多村莊因而滅絕。在尋花路上，當他的力氣耗盡幾乎要放棄時，突然卻感覺有一股內在力量升起，眼前出現了這株安穩站立的 K9 紅花，就採用「不剪花」方法製成花精。

K9 花精可幫助人變得有勇氣，特別是對於無法改變的重大情況，會拉著人的情緒往後，而遠離目標的時候。這個花精可以增強我們想要活下去的欲望跟保護力量。在 2020 年後疫情影響的幾年期間，幫助到世界花友的身心的穩定與保護。

· 正向語：我的保護能力在內在成長，我是強壯而且穩定的。
· K9 有製成滴瓶與噴霧

PHI 世界特別主題 T1：對輻射影響的恐懼與淨化

可用於協助減輕環境的輻射負面影響，以及污染帶來的恐懼感。T1 精素是以能量頻率來處理輻射物質。可用於：在輻射污染的區域、在 X 光治療或在化療之後覺得虛弱，提升水源的能量振動波。

T1 精素建議只「外用」，不能與其他花精或精素混配，保存上也建議使用鋁箔包裝起來，並遠離其他花精的位置。使用方式請參考官網詳細說明。T1 精素可與海豚鯨素（參考 46 頁與 119 頁）兩瓶一起使用，放置在受污染的土地與水源地，能對環境有清理跟滋補的功能。

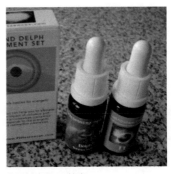

海豚鯨素與 TI 精素

不剪花製法
南美仙人掌花精

花名 / 植物學名	花語說明
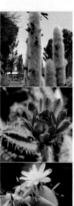 Aura-cleansing 氣場清理仙人掌 *Cleistocactus straussi*	可以保護與淨化星光層的氣場，協助能量體被滲透或是有邊界定義問題的人。在與陽性能量角色的人有紛爭、或是與亡者有能量寄生問題等……被干擾氣場的狀況時，協助我們設立所需要的區隔，並克服能量干擾。
Beauty cactus 美麗仙人掌 *Echinocereus scheeri*	幫助人展開內在的美麗，讓心的能量找到平衡，讓害羞的人有能力表露出個性。可協助不滿意自己身體外觀的人，也可以給因過度節制與樸素而失衡的人。
Blueberry Cactus 藍莓仙人掌 *Myrtillocactus geometrizans*	幫助我們展開自己，克服無止盡的自我批判，享受其他人對我們的讚美，同時也能接受他人的真實樣貌。處在負面環境時能設立界線來保護自己，讓身心靈都和諧並活出生命的喜悅。特別能協助懷孕的人，接納當下並且發揮生命潛力。
Earth Star Cactus 地星仙人掌 *Stapelia desmetiana*	可以補充第 1 脈輪與第 4 脈輪的能量，連結心中的本質力量，更新思緒，以心的驅動來整合心智力量，還可以根除情緒的有害物質。對第 1 脈輪影響很強烈，與大地直接連結。女性在經期前可使用這個花精來穩定內部，也可幫助懷孕中的女性。
Formation cactus 塑造仙人掌 *Mammillaria rubrograndis*	保護與穩定的影響，根據每個人的型態來塑造。恢復受到負面影響的環境。移開身體的負面能量。也對疲乏的皮膚有用，傳遞愛給被影響的身體，以愛的振動來幫助深層療癒。
Golden barrel cactus 金黃鼓仙人掌 *Opuntia dejecta*	當曝露在眾多環境紛擾中，例如在工作或生活中需要與人群密集接觸，不易保持安穩思緒時，這個花精可以幫助人安處在核心中，協助釐清容易受到外在影響的深層原因。給予重建平衡的能量，特別可以幫助領導者、或常與人群接觸的人。
Grounding opuntia cactus 落地仙人掌 *Opuntia dejecta*	因遭遇連環事件而無法表達內在感受時，人會有被屏蔽在「厚實窗簾」的感覺。這個花精可以帶來釋放的力量，解除胸口的束縛感，令人感覺輕鬆與舒適。啟動第 1 脈輪，幫助人找到安穩並且成為自己。
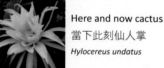 Here and now cactus 當下此刻仙人掌 *Hylocereus undatus*	幫助人接受與喜愛自己的投胎肉身，加強自我覺察。這個花精促進人與物質界的接觸，珍愛自己也熱愛這個地球。

花名 / 植物學名	花語說明
Inside/Outside cactus 內外仙人掌 *Pilosocereus pachycladus*	透過皮膚的內外交流，消除限制感，讓人學習如何表達，體驗從內到外、或由外到內的過程。
Inner Cleansing cactus 內在清理仙人掌 *Cleistocactus ritteri*	給常感到被犧牲與需奮戰的人，適合「青春期」時需要能量保護的人，或「過於武裝」的專業者。可消除負面攻擊的經驗，教導我們對於攻擊能量可以有更好的處理方式，並讓自己遠離那樣的能量，不需花時間攪和在瑣碎事物中。當人處在保護氣場中，就可以發展出自己的心智力量，不會因外在而分心。
Inspiration cactus 啟發仙人掌 *Echinopsis oxygona*	幫助人處理分離與上癮情況，特別是女孩或女性無法解脫於原生家庭的父系困境、進而持續對伴侶投射父親形象，讓伴侶關係扭曲成為母子關係。這個花精可激發獨立人格形成，掙脫祖先意象中的受限觀點，讓人能夠擴展自己的道路。 促進第三眼與靈性進化，協助釐清苦惱的想法，有更多空間可發展出直覺感知。對生活有責任感，對目標與內在方向有清楚的感受。
Joyful opuntia 喜悅仙人掌 *Opuntia cardiosperma*	釋放巨大的靈性負擔，讓人喜悅、有信心、安全感和樂觀。南美洲原住民使用這個仙人掌來幫助女性順產。可加入化妝品外用，喚醒肌膚和諧能量。能量作用第 3 與第 4 脈輪，提供喜悅跟智慧並連結到內在小孩。
Life force cactus 生命力仙人掌 *Orbea variegata*	因為手術、捐血或「寄生能量」等原因失去生命力，但因不自知而無法成功捍衛自己。這個花精可以移除「寄生能量」，創造出保護的邊界，抵抗其他靈體的侵略。建立我們與大地的連結，讓整體系統有新的能量，提升生命力的振動密度。
Love cactus 愛的仙人掌 *Seticereus icosagonus*	對第 2 脈輪有強烈的影響， 還可以增強第 5 脈輪與後頸部的活化能量，讓人享受內在小孩，鼓勵不同世代的家庭與社會的和諧互動，來建立良好的人際關係。更能覺知到每個層次的創造力，在工作與玩樂間達成平衡，將創造力量用於利益他人跟自己。
Noble heart Cactus 神聖之心仙人掌 *Stenocereus marginatus*	協助解除第 4 脈輪區域的壓力與痛苦，這個花精能量會在脊椎區域流動，提供該區域的以太保護。還可融化鐵漢的冷漠並意識到心中的柔情，協助人調整並完整地表達情感。有機會接受快樂與愛、釋放負面情緒，展開慈悲的心與愛的品質。
Queen of the night cactus 夜后仙人掌 *Selenicereus grandiflorus*	當情緒處在黑暗低潮、無法看到任何光芒的引導時，這個花精讓人看見出口，給予希望之光及淨化的能量，照亮因擔憂與恐懼而形成的黑暗感。可以淨化思緒，讓心智能量清晰，提升希望。藉著淨化的能量波動促進第 3 脈輪的更新與和諧。另也可以協助無法脫離已無歸屬感的政治或宗教團體的人。

花名 / 植物學名	花語說明
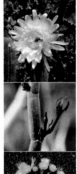 Radiation protection cactus 保護波仙人掌 *Cereus peruvianus*	受到不良電磁波的影響會讓身體失調，例如：來自電腦的電磁、地球的霧霾與臭氧的影響。這個花精可轉化成保護能量來抵抗電磁波，並增強自身的內在保護潛力，更有意識覺察自己的負面思維。可加入在防曬乳液中，讓皮膚接收到這股能量振動，促進皮膚自身的保護力。
Release cactus 釋放仙人掌 *Ceropegia fusca*	能量運作在脊柱區域，喚醒與傳遞位於脊柱底端第 1 脈輪的生命力，協助人在生命波濤中仍可屹立不搖。幫助覺得自己很脆弱的人，釋放所接收到的深層負面模式，移除細胞意識中的障礙，讓人感覺重獲新生。
Self-esteem cactus 自尊仙人掌 *Ferocactus schwarzii*	讓人更正面看待自己，用新的心智力量去面對計畫，恢復自信，在能量層次能夠捍衛自己。也能鼓勵團體意識的連結與同理心，享受團體間的靈性交流，孤僻的人也能因此受益。能排除有害能量，是讓人能夠快速療癒的補充品。可以跟按摩油搭配，也適合泡澡時使用。
Shadow cactus 陰影仙人掌 *Caralluma russelliana*	接受自己的陰影面並與其合作。讓人的內在能有意識地見到陰影並有所制衡。有意識並且正面地去面對與消除第 3 脈輪受影響的部分。協助臨終過程，保護往生者能夠順利脫離肉體的能量轉化。

不剪花製法
精選歐洲野花花精
更多野花花精請參考官網最新資訊

花名 / 植物學名	花語說明
Arnica 山金車 *Arnica montana*	當身心靈受到驚嚇而感覺解離與失神的狀況時，這個花精可修復以太體，幫助你重新感覺到完整。
Bleeding Heart 淌血之心 *Dicentra spectabilis*	適合給沒有安全感的人、在伴侶或人際關係中需要建立自我價值的人，協助任何與「心」有關的身心狀況。讓你保持距離去觀察，有力量去接納與克服失望。
Borage 琉璃苣 *Borago officinalis*	提供你勇氣與能量，擺脫破壞性的悲傷情緒，療癒第 4 脈輪，鼓勵人樂觀與享受生活。

花名 / 植物學名	花語說明
Buttercup 奶油杯毛茛 *Ranunculus acris*	協助自卑、軟弱、不信任自己或害羞內向的人，鼓勵你發展自信跟個性，讓內在成長，培養肯定自我價值與獨立。
Chamomile 洋甘菊 *Matricaria chamomilla*	可緩和煩躁與過度情緒，幫助人緩和緊張，內心找到平和的空間，恢復力量。可釋放腹部緊張的壓力，協助愛生氣、敏感與愛動來動去的人，並幫助好眠。
Corn 玉米 *Zea mays*	因為生活在都市而失去內在平衡，出現不專注、惡夢與壓力的時候，這個花精讓人能夠腳踏實地，並能和其他生物相連，跟大自然的節奏和諧。適合想與地球連結的「都市人」。
Cone Flower 紫錐花 *Echinacea purpurea*	幫助釋放並能解除有害的情緒體，激發出防禦能力，消融累積很久的情緒包袱，因此便能回歸生命之流，恢復情緒的健全。
Dill 蒔蘿 *Anathema graveolens*	幫助人在接受大量訊息跟多種體驗時保持冷靜，例如準備考試、工作受到挑戰、旅行或家庭遭遇負面事件時。也可協助因生活節奏快而感到緊張的人。
German Garlic 德國大蒜 *Allium angulosum*	幫助看起來虛弱的人，在能量層面舒緩任何恐懼，釋放害怕的受限能量，強化身心靈的系統。
Iris 鳶尾 *Iris germanica*	可幫助藝術的創作動力，讓人接觸到才華與潛力，並與人分享自己的創作。大量創意工作消耗後的能量補充。
Mullen 毛蕊花 *Verbascum thapsus*	讓人聽見內在的聲音，身處團體中仍保有安全感，幫助人在群體中仍然可以依照自己的觀點去行動。協助工作中需要團隊合作完成目標的人。

花名 / 植物學名	花語說明
Nettle 蕁麻 *Urtica dioica*	消除團體之間有衝突時的不適感，讓一起生活或工作的每個人都能提出不同的觀點，卻不會覺得受傷。
Orange Red Lily 橙色百合 *Lilium bulbiferum*	可以激發創造力與熱情，協助事業的營運，協助第 2 與第 4 脈輪，可啟動內在的能量。協助從事以手來療癒的工作。
Pink yarrow 粉紅西洋蓍草 *Achillea millefolium*	免於受他人情緒與憂慮的能量影響，帶來心與情緒的保護。可協助小孩、人生轉變與受到個案影響的助人者。也適合給常使用電腦或電子產品而受到電磁波影響的人。
Self Heal 自遇花 *Prunella vulgaris*	當內在不想被療癒、感覺虛弱、沒有力量、無希望或有罪惡感，因此無法恢復時，這個花精可以協助人負起健全的責任。
Sunflower 向日葵 *Helianthus annuus*	讓人能處理與父親、權威和自卑相關的議題，激發責任感，自由地發展出自己的個性。可支持脊柱區域的療程。
White Yellow 白色西洋蓍草 *Achillea millefolium*	暴露在惱人的環境中，包括：空氣污染、電磁波、地球輻射的時候，這個花精可增強個人保護，保護敏感的人不受到侵擾。特別能幫助身處轉化期的懷孕媽媽、或面對生命危機階段的人。
Zinna 百日菊 *Zinnia elegans*	用幽默的心情看待困境，當你樂天面對，壓力就會減緩不少，微笑是最好的解方，可以開啟人的快樂按鈕。可協助個性嚴肅、不太會社交、冷淡或理性的人。

不剪花製法
巴哈花精

花名 / 植物學名	花精說明	對照世界花精
Agrimony 龍芽草 *Agrimonia eupatoria*	解放內心的煩惱、憤怒、壓迫、不安與孤獨。特別可幫忙總將內心痛苦藏在面具的人，讓你感到輕鬆許多，向合適的人打開心房，也能整合這些生命經驗。	·蘭花：Healing the Hidden 療癒所藏、Liberation 解放欺瞞、Rising Against the Dark 揚升禦黑、Thy mic Heart 心中央 ·雷光：誠我 ·PHI 海洋生物：Blenny 鳚
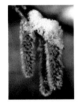 Aspen 白楊 *Populus tremula*	對可能發生災難、怕黑、怕獨處、對未知過度敏感，或有任何不確定感時，這個花精給你保護能量，平靜地觀察並驅散對未知的恐懼感。	·蘭花：Shadow Warrior 陰影戰士、Silver Shadow 銀色之影噴霧、Shield of Light 光之盾牌 ·富士山：防禦、淨化與更新 ·PHI 仙人掌：Queen of the Night Cactus 夜后、Shadow 陰影 ·PHI 野花：German Garlic 德國大蒜
Beech 櫸木 *Fagus sylvatica*	身體有些部位覺得遲鈍，或對噪音很敏感、很難忍受某些事情時，這個花精讓人培養寬容與慷慨氣度，能注意到自己的不善之處，就不會一直去批評他人。	·蘭花：Unveiling 打開愛、True Beauty 真實之美 ·雷光：水星 360°、敬讓、無裁
Centaury 矢車菊 *Centaurea umbellatum*	太努力去取悅別人，忽略自己的感受和需要，經常扮演「僕人」的角色時，這個花精可以激發意志力，讓你去做自己，定義自己的邊界，能夠勇敢說出「不」。	·蘭花：Just Me 就是我、Fire of Life 生命之火、Sorcerer's Apprentice 魔術師的學徒 ·非洲：Black Bark 黑皮樹、Whale Song Wisdom 鯨魚之聲 ·富士山：自我肯定與認同 ·雷光：在我、水眼、花神 ·PHI 仙人掌：Inner Cleansing cactus 內在清理
Cerato 水蕨（紫金蓮） *Ceratostigma willmottiana*	這個花精可幫助專注，激發直覺力，整合抽象與具體的想法，不再侷限停留在收集資料，能更進一步去處理事務，不需他人認可才能做出決定。	·蘭花：Golden Radiance 金黃煥發、Phantom Quartz 幽靈水晶 ·非洲：Fine Ironwood 鐵樹 ·富士山：自我肯定與認同、力量與實現 ·雷光：覺信開光道、導、出現、光我

花名 / 植物學名	花精說明	對照世界花精
Cherry Plum 櫻桃李 *Prunus cerasifera*	可以用在當人承受很大壓力、瀕臨崩潰邊緣時，這個花精是急救複方花精的配方之一，可協助人放鬆下來，解開身體的緊張。適合外用，搭配成花精霜或花精面膜，對皮膚有狀況的人也有能量舒緩功效。	・蘭花：Double Espresso 濃咖啡 ・非洲：Cherry Wood 櫻桃樹 ・雷光：不動 ・PHI 野花：Chamomile 洋甘菊
Chestnut Bud 栗樹芽苞 *Aesculus hippocastanum*	這個花精可協助學習過程，讓人樂於有新體驗，開發所有的潛力。對考生特別有用處，在備考時有毅力，更能理解備考內容，使得計畫能夠成真。還可幫助有皮膚或身體抖動問題的人。	・蘭花：Knowing 了解、Pure Innocence 純潔天真、Releasing Karmic Patterns 釋放業力模式
Chicory 菊苣 *Cichorium intybus*	因佔有欲而表現出自憐與嫉妒時，就適合使用這個花精，可促發無條件的愛，放下對其他人的期望。適合給從事醫療保健或社工的人，讓人覺得面對困難不再這麼嚴重，知道自己有哪些需要。也可協助情緒勒索的親子關係，給予和接受能夠平衡。尊重他人的自由與個體性，保護彼此的愛。	・蘭花：Unconditional Love 無條件的愛、Solus 獨生子女、Silver Ghost 銀色之魂 ・非洲：Rock Alder 岩赤楊 ・雷光：返上 ・PHI 海洋生物：Pink Amazon Dolphin 亞馬遜粉紅海豚、Beluga 白鯨、Sea Urchin 海膽 ・PHI 仙人掌：Inspiration cactus 啟發・PHI 野花：Self Heal 自遇花
Clematis 鐵線蓮 *Clematis vitalba*	愛作白日夢的人可能有血壓或手腳冰冷的情況，這個花精可喚醒身體的穩定感，轉化活力，也能讓感官更敏銳，強化以太體，讓人更能活在當下。讓你開始想去做園藝、農耕工作等跟大地之母有關的事情；適合與按摩併用。	・蘭花：Earth Element 土元素、Coming Home 回家 ・非洲：Milkwood 牛奶樹 ・喜馬：Down to Earth 腳踏實地、Sober Up 清醒 ・PHI 野花：Corn 玉米

花名 / 植物學名	花精說明	對照世界花精
Crab apple 酸蘋果 *Malus pumila*	適合給吃了不健康的食物或藥物、覺得性是不潔是很骯髒的，或是給從事醫護或看護的工作者，覺得骯髒或有被感染的恐懼時，這個花精在能量層次上有淨化作用，並恢復與提升康健感。	‧蘭花：Clearing & Releasing 清理與釋放、Internal Cleansing 內部清理、Aura Clean 疫氣清理 ‧喜馬：Sludge Buster 淤泥炸藥、Aura Cleansing 氣場潔淨 ‧蘑菇：Liver Lover 愛活 ‧富士山：美麗與調身、防禦淨化與更新、外用淨化 ‧PHI 海洋生物：Portuguese-of-war 戰艦水母、Lionfish 獅子魚、Sponge 海綿 ‧PHI 仙人掌：Aura-cleansing 氣場清理 ‧PHI 野花：Cone Flower 紫錐花
Elm 榆樹 *Ulmus procera*	有時失敗和不足的感受會突然撲向自己，或是因為你對自己的要求很高，感覺快被壓垮的時候，這個花精會激發人的力量與責任感，恢復自信並能專注思考，有冷靜的頭腦來計劃後續的行動。	‧蘭花：Serendipity 意外珍寶 ‧富士山：生命力 ‧雷光：斬、明界
Gentian 龍膽 *Gentiana amarella*	幫助很難相信神性的人，這個花精讓你重新找回希望、勇氣與樂觀，確認一切都會安好的。	‧蘭花：New Beginnings 從新開始、Settling with a Smile 微笑放鬆 ‧非洲：Sea Guarrie 海烏樹、Saffron 番紅花樹 ‧富士山：力量與實現 ‧雷光：真伸、無力
Gorse 荊豆（金雀花） *Ulex Europaeus*	需要這個花精可能會出現下列狀況，例如：外觀偏黃膚色或無神采、眼神凹陷無神，處在一種停滯狀態。這個花精可幫助人堅持下去，在困境中給予重新開始的新希望能量。消除先入為主的錯誤見解，學到這些挫折是人生課題，而改為正向思考，更樂於接受變化。	‧蘭花：Andean Fire 安地斯之火、Rising Against the Dark 揚升禦黑、Shadow Descent 陰影降落 ‧非洲：African Wild Olive 野橄欖、Saffron 番紅花樹 ‧喜馬：Gateway 閘口

花名 / 植物學名	花精說明	對照世界花精
Heather 石楠 *Calluna vulgaris*	一直想尋求他人的認可，想成為他人眼光焦點的時候，就需要這個花精的幫忙。可協助人從內心找到安慰，與自己交流也更能獨處，在自己身上找到建議與支持，也會激發與其他人交流的能力。	・蘭花：Songline 歌之徑 ・喜馬：Purple Orchid 紫蘭花 ・蘑菇：Buddha's Ears 佛陀之耳 ・雷光：獨標、焦點 ・PHI 海洋：Angel Fish 天使魚
Holly 冬青 *Ilex aquifolium*	這個花精是用於心裡的愛、回饋真情，不嫉妒也無憤恨，當與人陷入衝突時，這個花精可幫助你離開戰溝。協助你去與高我接觸，加深你對人際關係的理解，也願意與他人交流。你會有一種和世界與神都能和諧相處的強力感受，帶來愛的體驗。	・蘭花：Heart of Light 光之心、Unveiling Affection 打開愛 ・非洲：Spike Thorn 荊棘樹 ・喜馬：Ecstasy 狂喜、Gulaga Orchid 古拉伽之蘭 ・富士山：自我肯定與認同、豐盛與成功 ・雷光：大望、花神、多面鏡、風之輪 ・PHI 海洋生物：Alga 海藻、Bearded fireworm 鬍鬚螢火蟲、Dolphin 海豚 ・PHI 野花：Bleeding Heart 淌血之心
Honeysuckle 忍冬 *Lonicera caprifolium*	過去的悲傷、痛苦、失去與分離，現在你可以放下了，看到未來還有新的機會，願意建立積極的人際關係。這個花精可幫助人更容易去適應改變，積極看待過去，讓意識完全活在當下，享受新的情境。	・蘭花：Being Present 處在當下 ・非洲：Hard Pear 硬梨樹 ・富士山：療癒個人及集體的過去 ・喜馬：Gulaga 古拉伽、Transmutation 翻轉 ・雷光：今我、普、黑龍、焦點 ・PHI 仙人掌：Here and Now 當下此刻 ・PHI 海洋：Sponge 海綿
Hornbeam 鵝耳櫪（角樹） *Carpinus belutus*	覺得沒有活力、早上懶洋洋、事情沒有進度時，這個花精會喚醒你的精神與活力，每天都是神的禮物，感受到新動力與生命力量。	・蘭花：Active Serenity 活躍安穩、Fruits of Love 愛的果實、Shungite 次石墨、Revitalize 恢復活力 ・蘑菇：Orange Trickster 橘魔法師 ・雷光：夏田、點火 ・PHI 海洋生物：Brain Coral 腦珊瑚

花名 / 植物學名	花精說明	對照世界花精
Impatiens 鳳仙花 *Impatiens glandulifera*	提供和諧的能量，平撫不體諒的情緒，或因急躁而讓身體感到壓力時，這個花精能夠讓人冷靜與正向地去對待他人，問題就可平靜地解決。	· 蘭花：Purity of Heart 心的淨化 · 非洲：Cherry Wood 櫻桃樹 · 蘑菇：Kelp 綠藻 · 雷光：優雅之龍的大地 · PHI 海洋：Sea Cochlea 海蝸
Larch 落葉松 *Larix decidua*	增強自信，鼓勵人知道自己能夠發揮天賦能力，讓你可以認真完成計畫。 當青少年想要找到自己的方向時，這個花精對於解決問題與掌握生活特別有幫助。	· 蘭花：Just Me 就是我、Necklace beauty 美麗頸鍊、True Beauty 真實之美 · 非洲：Black Bark 黑皮樹、Saffron 番紅花樹、Wild Peach 野桃樹 · 喜馬：Strength 力量、Hidden Spendour 隱蔽輝煌 · 富士山： 自我肯定與認同 · 雷光：唯我、在我、誠我、真伸
Mimulus 溝酸漿 *Mimulus guttatus*	因處在過度敏感的狀況，對某些事物產生恐懼，例如對高處、飛行、水、強光、群眾、封閉空間 …… 等等的害怕，這個花精可幫助人克服對特定事物的恐懼，還能夠去向其他人袒露恐懼，便能冷靜反思這些感受，這是消除恐懼的重要一步。	· 蘭花：Voice of Courage 勇氣之聲 · 非洲：Wild Peach 野桃樹 · 喜馬：Strength 力量 · 雷光：集我放光、千尋 · PHI 海洋生物：Crab 紅石螃蟹、Dolphin 海豚、Starfish 海星 · PHI 深海：Ocean 深海 4 號 · PHI 仙人掌：Beauty cactus 美麗、Self-esteem cactus 自尊 · PHI 野花：Buttercup 奶油杯毛茛
Mustard 芥末 *Sinapis arvensis*	在沮喪與壓抑情緒或缺乏能量時，這個花精可以帶來穩定與溫暖的新能量，驅散陰暗烏雲氛圍。 能幫助女性 50 歲後經期議題的情緒起伏，建議可加上「線球草花精」一起用。對於青少年的衝突情緒也很有用。	· 蘭花：Shadow Warrior 陰影戰士、Shiva's Crown 濕婆之冠 · 喜馬：Pluto 冥王星 · PHI 仙人掌：Shadow 陰影

花名 / 植物學名	花精說明	對照世界花精
Oak 橡樹 *Quercus robur*	過度工作而使得身體不適，你需要學習智慧與堅韌，自然地調節力量，拒絕過度剝削自己，正確量測自己有多少力量，工作和娛樂可以和諧地交替。	・蘭花：Gentle Geisha 文雅藝伎、Serendipity 意外珍寶 ・喜馬：Warrior 戰士 ・富士山：生命力 ・PHI 野花：Sunflower 向日葵
Olive 橄欖 *Olea europea*	這個花精可以在精疲力竭時使用，面對艱鉅時刻可以提供極大支持，並激發出內在力量。適合給奉獻自己、長期生病、單親家長、或在考試等活動而感到精疲力竭的人。	・蘭花：Light Relief 輕盈減壓、Rh.Griffithianum 白杜鵑、Vital Lift 活力提升 ・非洲：African Wild Olive 非洲野橄欖 ・蘑菇：Radiant Light 閃耀之光 ・富士山：生命力 ・雷光：樂空、女神的假期
Pine 松樹 *Pinus sylvestris*	因權威或完美主義而衍生的內疚或自責，最常見的身體反應就是有下垂的肩膀。這個花精讓人免於自我譴責，使人了解到發生的一切都源自神聖計劃。	・蘭花：Fire of Life 生命之火、Redemption Dream 清償之夢 ・非洲：Hard Pear 硬梨樹 ・雷光：無裁
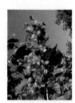 Red Chestnut 紅栗花 *Aesculus carnea*	為他人擔心而造成身心緊張時，這個花精可使人保持安定，消除對他人的過分擔憂，成為強大的支持。特別能幫助因孩子或伴侶而感覺痛苦的人；可以協助身為醫護人員、心理師、教師等助人職業者，將負面態度轉移成正面有建設性的想法。	・蘭花：Self Renewal 自我更新、Silver Ghost 銀色之魂、Unveiling Affection 打開愛 ・非洲：Milkwood 牛奶樹、Saffron 番紅花樹 ・喜馬：Happiness 快樂 ・PHI 海洋生物：Sea Anemone 海葵
Rock Rose 岩玫瑰 *Helianthenum nummularium*	這個花精用於極度恐懼的狀態時，可以讓思緒保持冷靜與掌控好生活。如果有做惡夢的狀況時，可在睡前先來使用這個花精。	・蘭花：Double Espresso 濃咖啡、 Immediate Relief 緊急紓緩 ・非洲：Cherry Wood 櫻桃樹 ・喜馬：Vital Spark 活力火花 ・富士山：Prem Chivitraa 臨終光明 ・雷光：不動 ・PHI 海洋生物：Sea Slug 海蛞蝓、Ocean Turtle 赤蠵龜 ・PHI 野花：Arnica 山金車

花名 / 植物學名	花精說明	對照世界花精
Rock Water 岩泉水	對自己有嚴格的道德紀律，不容易妥協，而造成了身體的僵硬感時，這個精素可讓人的能量再次流動起來，協助人行事更靈活。也適合放入按摩油，舒緩身體不舒適的區域。	·蘭花：Party Time 歡樂時光、Carnival 狂歡嘉年華 ·喜馬：Champagne 香檳 ·蘑菇：Kelp 綠藻 ·雷光：白溶、此刻地球上、就這樣吧、無裁 ·PHI 野花：Zinna 百日菊
Scleranthus 線球草 *Scleranthus annuus*	在兩個選擇之間猶豫時，這個花精給人核心力量，為內心帶來和諧與清晰，確定要走的道路，並成為其他人的可靠夥伴。適合女性經期時使用，對容易暈車暈船的人可帶來穩定的能量。	·蘭花：Active Serenity 活躍安穩、Fire of Life 生命之火 ·喜馬：Clarity 清晰 ·雷光：美白冰、選擇
Star of Bethlehem 伯利恆之星（聖星百合）*Ornithogallum umbellatum*	經歷心靈悲傷或驚嚇，好像有一片烏雲在心中，覺得需要安慰時，這個花精可傳遞光亮與安慰。讓你意識到受困命運其實是一種學習過程。協助人能夠度過創傷事件，創造出新視野。	·蘭花：Angelic Canopy 天使保護傘、Being in Grace 恩典之中、Self Renewal 自我更新、Soul's Balm 靈魂之慰 ·非洲：Cherry Wood 櫻桃樹、Hard Pear 硬梨樹 ·喜馬：Chiron 凱龍 ·蘑菇：Past Lives 過去前生、Sorrow 釋放悲傷 ·富士山花精：療癒個人及集體的過去 ·PHI 海洋：Bearded fireworm 鬍鬚螢火蟲 ·PHI 仙人掌：Life Force Cactus 生命力
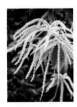 Sweet Chestnut 甜栗花 *Castanea sativa*	當人感到極度沮喪、絕望、空虛與完全孤獨感的時候時，這個花精協助人找到出路。幫助你能夠向他人說出經歷，便能獲得寬慰。再次找到生活目標，即使處於生命最黑暗時能仍生存下來。	·蘭花：Andean Fire 安地斯之火、Night Soul 夜魂、Soul's Grief Release 靈魂悲傷釋放 ·喜馬：Gateway 閘口 ·蘑菇：Bleeding Heart 淌血之心 ·PHI 仙人掌：Queen of the Night Cactus 夜后

花名 / 植物學名	花精說明	對照世界花精
Vervain 馬鞭草 *Verbena officinalis*	當人有如傳教者、革命或烈士的精神扛起責任，卻因此被信念帶來的壓力壓垮時，這個花精協助人學會調控與傳送寬容的能量，讓彼此自由。 這個花精特別能協助領導者與政治家，理解自己不需要為工作而犧牲家庭與健康。	・蘭花：Serene Overview 寧靜之觀 ・非洲：Honey Bee 蜜蜂 ・雷光：返上、花神 ・PHI 仙人掌：Self-esteem Cactus 自尊 ・PHI 野花：Nettle 蕁麻
Vine 葡萄 *Vitis vinifera*	有想控制人的慾望時，這個花精協助人消除這種能量，學會放下控制，重視他人的意見，變得更靈活。增強以太能量，有新的意識層次，促進同理心與領導能量。	・蘭花：Releasing Karmic Patterns 釋放業力模式、Shield of Light 光之盾牌 ・雷光：敬讓 ・PHI 仙人掌：Golden Barrel 金黃鼓 ・PHI 野花：Orange Red Lily 橙色百合
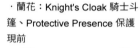 Walnut 胡桃 *Juglans regia*	協助人渡過生命中的重大變化，擺脫心靈枷鎖和習慣，是人生中新起點的好夥伴。用於生命重要決定時刻，例如：出生、更年期、分居、離婚、親人去世、職業改變、退休、結婚等等……，也適合提供給心理師、療癒師和藝術家。	・蘭花：Knight's Cloak 騎士斗篷、Protective Presence 保護現前 ・非洲：White Stinkwood 樸樹 ・喜馬：Nirjara 1 悟入一、Nirjara 2 悟入二、Transmutation 翻轉、Phoenix Rising 揚升鳳凰、Gulaga 古拉伽 ・富士山：迎向改變與重生 ・雷光：新世、道開、未知 ・PHI 海洋生物：Giant clam 巨蚌 ・PHI 野花：Pink yarrow 粉紅西洋蓍草、White Yellow 白色西洋蓍草
Water Violet 水堇（水紫羅蘭） *Hottonia palustris*	喜歡隱居、害怕與人接觸、不喜歡表現自己，雖有天賦卻表現出優越感的冷漠時，這個花精可讓人的情感開始流動，並打開心房與他人交流。適合老師與醫生等職業的人使用。也可放入按摩油來使用。	・蘭花：Heart of Light 光之心 ・非洲：Myrsine Mystery 密花樹 ・喜馬：Pink Primula 粉紅報春花 ・蘑菇：Buddha's Ears 佛陀之耳 ・PHI 海洋：Pink Flabellina 粉紅蛞蝓、Fire Coral 火珊瑚

花名 / 植物學名	花精說明	對照世界花精
White Chestnut 白栗花 *Aesculus hippocastanum*	因腦中反覆出現想法而受到折磨時，這個花精可停止紛亂思緒，讓內心躁動平靜下來，幫助放鬆與安在當下。適合考前讓考生整理想法，作答更有結構。	·蘭花：Crown of Serenity 寧靜之冠、Boundless Peace 無限平靜、Sleep of Peace 安穩之眠、Clear Mind 澄明心智 ·喜馬：Morning Glory 牽牛花 ·蘑菇：Fierce Love 熾熱之愛 ·PHI 野花：Dill 蒔蘿
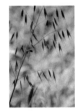 Wild Oat 野燕麥 *Bromus ramosus*	適合給想找到生命意義與方向卻感到迷惑、或正在找尋工作及人生夥伴的人，這個花精協助人整合生命經驗，釐清內在聲音，確認心中的方向，並能實現目標。	·蘭花：Blue Angel 藍色天使、Life Direction 生命方向、Wingéd Messenger 羽翼使者 ·非洲：Platbos Lion Ear 獅耳花、White Pear 白梨樹 ·喜馬：Ecstasy 狂喜 ·雷光：導、我廣大也、真伸、未知
Wild Rose 野玫瑰 *Rosa canina*	生活中提不起興致，感到失去一切，這個花精協助人重拾快樂，重新投入生活。適合有長期疲勞、剛結束一段關係、不滿現有工作、或長期服刑後回到社會的人，讓人有動力認真對待自己的人生目標。	·蘭花：Revitalize 恢復活力 ·非洲：Sea Guarrie 海烏樹 ·喜馬：Flight 奔放煥發
Willow 柳樹 *Salix vitellina, Gelbe Weide*	感覺自己是命運受害者，有自憐自艾與怨懟的情緒，這個花精讓人明白生命是由自己的想法所決定的，學習寬恕，停止埋怨。能注意到他人也有痛苦。在遭遇意外或接受手術後，可以讓人可以保持安定。	·蘭花：Pure Innocence 純潔天真、Voice of Courage 勇氣之聲 ·非洲：Hard Pear 硬梨樹、Baobab 猴麵包樹 ·雷光：在我 ·PHI 野花：Nettle 蕁麻、Self Heal 自遇花
RQ5 急救五花：伯利恆之星、岩玫瑰、鳳仙花、鐵線蓮、櫻桃李	最知名的五花急救花精組合，可以短期內多頻率使用。當人害怕失去控制，需要恢復內心平靜時，「急救花精」可幫助人與高我重新連結。	·蘭花：Immediate Relief 緊急紓緩、Angelic Canopy 天使保護傘 ·非洲：Cherry Wood 櫻桃樹 ·喜馬印度：Vital Spark 活力火花 ·PHI 野花：Arnica 山金車
RQ7 急救七花：伯利恆之星、岩玫瑰、鳳仙花、鐵線蓮、櫻桃李、蓮花、自遇花	急救五花複方再加上蓮花（Lotus）與自遇花（Self Heal）進階版，可在恐懼、驚恐或死亡焦慮時幫助能量安穩，讓身心靈都能統合與和諧，大幅減輕創傷，並開始自己的療癒過程。因影響強烈故不建議晚上使用。 ·RQ7 除了有滴瓶以外，也有花精霜與空間噴霧。	

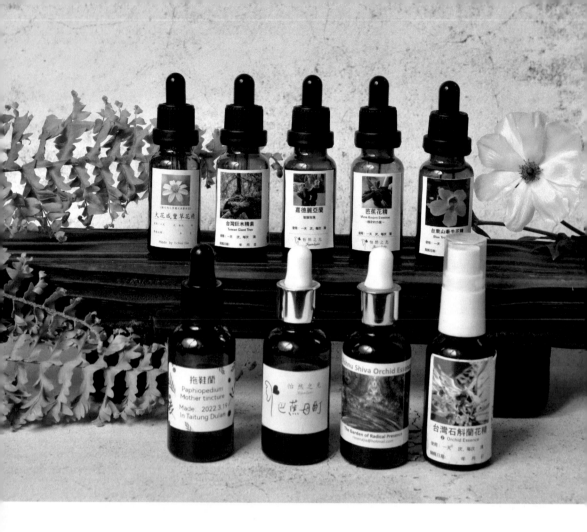

O8 花精實驗工坊

台灣與海外療癒師自製花精 x 花友合作方式

　　花精之友這幾年陸續收到幾位花精師老友們自製的花精母酊，2021 年正式開始邀請療癒師們分享自製花精或精素，經過「TEK 肌測」確認母酊不受陰影反應後，就會在官網提供分裝瓶，讓花友們可選購體驗瓶，也歡迎花友向花精之友回報使用心得，心得收集後會回饋給製作者們。

　　作為台灣與海外花精的平台，邀請你一起體驗台灣與世界的花，一起創作花語故事。

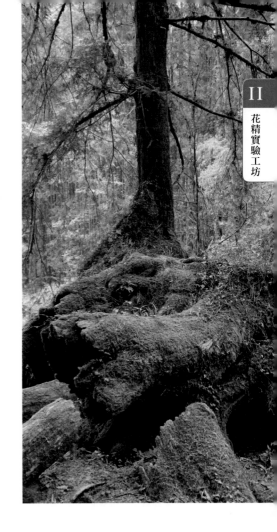

2 位療癒師製作故事：阿里山巨木精素

　　我們兩位花精師到阿里山漫步之旅，目光落在一棵老巨木樹幹上的年輕中生代大樹，我們不用特別找最古老的代表，就可以感覺到巨木們都是相連的。想起去日本長野拜訪雷光精素「花神」的千年櫻花樹之時，日本老師因應直覺而決定將瓶子放入樹洞一整天，這次在阿里山剛好也有適合的樹洞，所以就像花神精素那樣製作看看。

　　我們將瓶子擺放好，跟大樹約定 24 小時候的隔天再過來（2021 年 3 月 15~16 日，水星進入雙魚）迎接巨木精素。隔天回到原地，恭敬地回饋了一些精素水給原棵巨木，謝謝他的分享。將精素瓶包裹後帶回去的路上，心中出現了給這個精素的英文名稱：Life goes on、生生不息的意思。

花友心得

使用了之後心裡有紮實的感覺，是樹紮根在泥土的紮實感，平穩，我想它有穩定情緒不安作用，即使是鄰居天天放的沖天炮聲音，竟沒先前感到的煩燥了。觀察到能量在體內是直線狀的，因應到關於靈性的幾個能量中心點，隨後即往下、像是要扎入大地。所以推想這瓶精素或許帶有在某個範圍可能量重整的效果，讓人重新、對於太過於飄浮的人有一定程度聯結物質世界的作用。

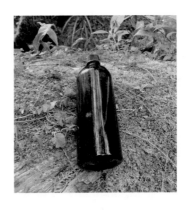

5位療癒師製作故事：台東山牽牛花精

我們在前一天抵達台東，在事前的團體冥想中先與「都蘭聖山」有了連結，也得到關於花的訊息，知道花朵離我們的民宿不遠，應該是一朵淡紫色的花。那一晚天上沒有月亮，卻有滿天繁星，隱約感覺到星與星之間有無形的能量網相連。

製作團隊是五位療癒師好友，每一位都像一朵花，有自己美麗獨特的顏色，有如植物用根系相連，根系在地下世界是一片網際網路，人與人之間也是無形有看不見的緣分與振動頻率相連著。

隔日凌晨5點梳洗準備，5個人作為5元素，在日出前一起製作了台東祝福包，約莫6點開始採集盛開花朵，在台東盛陽下等待2個小時浸泡，就完成了「台東山牽牛花精」。

完成花精之後，5位療癒師將包含有山牽牛花的祝福包，上山獻禮給都蘭聖山，在尋覓到最適合的地點後，我們一起唱誦藏密薩滿5元素的祝福頌歌，此時樹上的蟬鳴突然一起加入我們的合唱，山谷中頓時聲音嘹亮。這是宇宙給花精誕生的一個徵兆，我們的服務也得到大自然的回應與祝福。

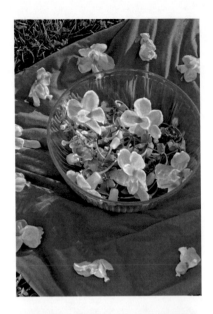

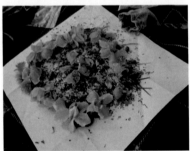

花精製作前後的薩滿祝福包

療癒師心得

感覺到快速清理、調整、擴展我們的喉輪，拉直中軸，讓肩上的負擔鬆懈，更自由地表達自己。這股能量盤旋而上，將意識提升到更高脈輪。
看到繁星，感受到分形結構與全息的幾何圖形，宇宙像是一張整體編織的網，所有小小個體都在大的整體之中。

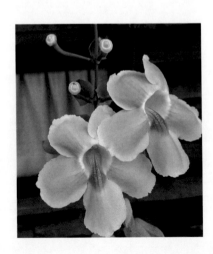

美國花精師的故事

羅絲‧娜吉亞老師（Rose Najia）身為有 30 多年經驗的花精師與完形療癒老師，受到花精之友邀請分享她的花精療癒與製作故事：

我一開始是用知識來接觸花精，當個案遇到問題時，我就去找花精說明或使用肌測來選花，然後給個案幾滴花精，最初我的焦點總是放在「花精瓶」，卻沒有意識到自己是在每一瓶花精的自然導師合作著。一直到 40 多歲的某一次經驗，我才開始與植物之靈進行了具體且有意識的對話。

某晚，我在書中讀到一句話：「植物藥方中只有一個療效成份，那就是友誼」。半夢半醒之間我看到了一個巨大的微光之湖，黑暗湖心有數千個連漪的同心圓，形成平面與垂直面都有交叉重疊的複雜網絡，夢中我聽到這句話：「我是康復力花（Comfrey）的療癒力量」。雖然我已知道康復力花精的用途，但這還是第一次植物直接向我介紹自己，並想成為我的植物老師。夢中的我感到感激萬分，仍沈浸在湖面的結構裡，感覺到身體的細胞與地球、銀河系的節奏一同呼應。

我想很多花精師都有類似的經歷，在此之後，常常會有花朵精神抖擻地出現在我眼前，或是貼近我的臉來吸引注意力，就像鳥兒飛快的直撲過來那樣。花朵提醒我不要太在意他們的學名，請直接稱呼他們的療癒名。

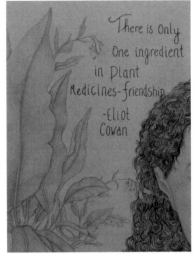

羅絲老師為康復力花所創作的插圖

羅絲老師製作毗濕奴濕婆花精（Vishnu Shiva Essence）的故事

2020 年 4 月我在台北市集買到這株蘭花，蘭花被放置在祭壇上大約一周後，我注意到它自告奮勇、甚至可以說是要求想要被製成花精，我開心地奉命行事。製作花精時，我將花瓣浸在一盆置於陽光下的透明玻璃碗中的水裡。太陽的溫暖以及整個合作團隊（包括太陽，有時也包括月亮）的神聖意圖，會支持花朵將她的能量模式釋放到水中，之後我再添加白蘭地酒作為防腐保存。

準備製作花精前跟完成後，我問過蘭花：「您是什麼樣的療癒用途呢？」蘭花給我一首詩，還告訴我可以稱呼它為「毗濕奴濕婆花精」。在印度神祇中，濕婆神是幻相與無明的破壞者，破壞的力量是為了清理道途以創造；而毗濕奴神是維護之神，保護宇宙免於破壞。

當人類飲用這樣製作且灌注能量模式的花精水時，我們就是在吸收這株開花植物的靈魂、意識、智慧、經驗和觀點。毗濕奴濕婆花精—是要引導我們度過巨大轉化時期，用優雅與創意來駕馭這波改變，並且清晰與勇敢地看清陰影，在黑暗籠罩時守住自己的心，貢獻給更加美好、公義、和諧、尊重自然。

這個花精讓我們在舊有的資源、結構、世界觀、信念系統和環境崩塌時，知道如何彼此滋養、啟發、合作並互相支持。

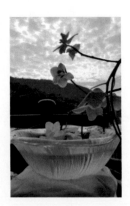
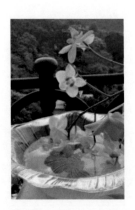
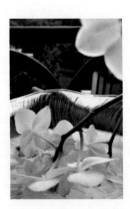

花精出版品 & 周邊出版品

花精書

《花精之友應用手帖》2018，新鋭文創出版。
《蘭花花精療癒全書》2019，新鋭文創出版。
《花精之友應用手帖 2》2023，新鋭文創出版。
《花精之友應用別冊》2023，新鋭文創出版。

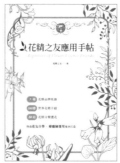
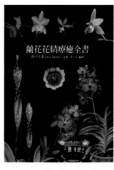

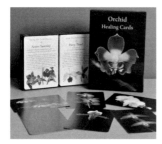

蘭花花精花卡

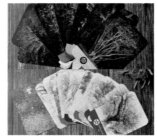

非洲大樹神諭卡

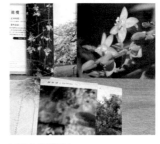

巴哈花精學習卡

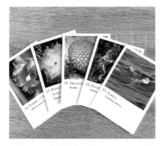

PHI 仙人掌花卡、歐洲野花卡、海洋生物卡

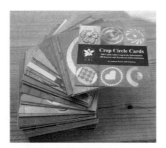

PHI 麥田圈卡

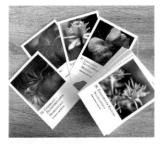

PHI 巴哈花精學習卡

花卡

《巴哈花精學習卡》，2023 年，花精之友出版。
《巴哈花精》、《海洋生物卡》、《歐洲野花卡》、《麥田圈卡》，PHI 中心出版。
《非洲大樹神諭卡》，南非中心出版。
《蘭花花精卡》新設計版本待出版。

品項整理

歐洲 蘇格蘭
蘭花花精

- 滴瓶花精 15ml
內含花精水與保存酒精。
- 噴瓶花精 30ml
內含花精水與保存酒精（特訂）。
- 21 種空間噴霧 100ml 與 50ml
內含花精水、保存酒精與精油（50ml 需特訂）。
- 花精糖球 12g
成份為 Xylitol 木糖醇（特訂）。
- 2 種花精霜 50ml~200ml
基底霜由集亞島當地鄰居農場製作。
- 蘭花花精療癒全書、
蘭花花精卡、原廠木盒。

亞洲與澳洲
印度 喜馬拉雅山花朵促進精素
澳洲蘑菇精素

- 滴瓶花精 15ml
內含花精水與保存酒精。
- 部分有做空間噴霧 50ml
內含花精水、保存酒精與精油（特訂）。

亞洲日本 & 世界聖地
雷光風水環境精素

- 滴瓶精素 24ml
內含精素水與保存酒精。
- 雷光精素水滴項鍊（特訂）。
- 圓鏡版、外出蓋、獻滴台。

台灣花精實驗坊
- 可客製 15ml~30ml 滴瓶或噴瓶。

非洲 南非
非洲大樹花精

- 滴瓶花精 20ml
內含花精水與保存酒精。
- 空間噴霧 30ml
內含花精水、保存酒精、色彩精素與南非當地精油。
- 大樹木靈擺，使用千年森林自然掉落木料。
南非藝術家手工製作（特訂）
- 非洲大樹神諭花卡。

亞洲 日本
富士山花精

- 11 種 30ml 複方滴瓶
含日本酒與米醋保存期限為 2 年。
- 11 種 30ml 複方外用噴瓶
含日本酒與精油。
- 72 種 10ml 單方滴瓶
含日本酒與米醋保存期限為 2 年（特訂）。
- 外用淨化 10ml、30ml 滴瓶
含日本酒與米醋保存。
- 7 種花精皂（特訂）。

海洋、南美、歐洲
PHI 洲際大地
鯨豚、海洋、深海、麥田圈精素
仙人掌、歐洲野花、巴哈花精

- 滴瓶精素 15ml
內含精素水與保存酒精。
- 部分有做噴霧 50ml
內含精素水與保存酒。
- 花精霜 60g。
- 精素項鍊（特訂）。
- 系列花卡、原廠木盒。

使用方式整理

	滴瓶使用	噴霧使用
蘭花花精	· 15ml 滴瓶直接使用原液。 · 滴瓶有個別建議滴數。 · 30ml 噴瓶不含精油，可舌下使用。 · 原則每天使用 1~2 次。 · 不建議自行搭配複方或與其他品牌混用。	· 空間噴霧因含精油請噴於身邊或空間。 · 沒有一天使用次數的限制
非洲大樹花精	· 20ml 滴瓶可搭配成稀釋複方瓶 · 每天使用 4 次各 7 滴。 · 可與巴哈花精搭配。	· 空間噴霧瓶，因含精油請噴於身邊或空間。
喜馬拉雅山花朵促進精素 澳洲蘑菇精素	· 15ml 滴瓶可用於舌下或外滴身上。 · 原液或稀釋 1 滴使用皆可。 · 可與巴哈花精搭配。	· 空間噴霧瓶，因含精油請噴於身邊或空間。
富士山花精	· 10ml 單方滴瓶，可搭配稀釋複方瓶。 · 每次 1~2 滴，每天 4~5 次。 · 30ml 滴瓶複方可原液或稀釋，每次使用 4~5 滴。 · 可與巴哈花精搭配。	· 空間噴霧瓶，因含精油請噴於身邊或空間。
雷光風水環境精素	· 舌下滴用，或滴出掌心順過全身氣場。 · 滴於環境或放置在空間中作為風水調整。 · 分裝精素項鍊配戴或用於日常清洗。 · 可與巴哈花精搭配。	目前無噴霧瓶。
PHI 洲際大地 海洋生物精素 深海精素 麥田圈精素 仙人掌花精 歐洲野花花精 巴哈花精	· 滴瓶用於舌下，每天 2 次、每次使用 2-4 滴。 · 可外用於皮膚或脈輪區。 · 可稀釋 30ml 滴瓶，建議選用 2 種或 3 種花精。 · 可與巴哈花精搭配。 · 麥田圈精素不建議和其他花精混用。	· 空間噴霧瓶不含精油，可以舌下、身體或空間噴用。
台灣花精實驗工坊	· 滴瓶用於舌下，每天 3-4 次，每次使用滴數參考製作者瓶身建議。	可客製調配。

花友常問 Q&A
|關於選擇與使用|

 Q 不同品牌的花精可否一起使用？同時可使用幾種花精？

- 「蘭花花精」與「麥田圈精素」請勿與其他品牌混用。
- 其他品牌：都可互相搭配或與巴哈花精一起配成複方瓶。
- 一般建議最多選 7 瓶花精為限，對能量特別敏感的朋友需注意數量太多的影響。

 Q 應該使用原液或稀釋呢？

- 蘭花花精建議使用原瓶液。
- 其他品牌：可根據使用者需要使用稀釋。
- 精準搭配可用靈擺或肌測來確認滴數跟使用頻率。
- 滴瓶基本請以巴哈花精用法為基礎：稀釋 2-4 滴、每天 3-4 次為原則。

 Q 想另外配成複方滴瓶或噴霧瓶，要加入什麼來保存嗎？

- 建議使用白蘭地的保存效果是最好的。
- 其他還可用干邑酒、清酒、米醋、蘋果醋或植物性甘油等來保存液。
- 需精準確認可使用靈擺或肌測來確認。

 Q 花精噴霧是否有使用的限制？

- 空間噴霧需要時皆可使用，並沒有一天次數的限制。

 Q 滴瓶一般可使用多久？滴用或噴用在效果上有差異嗎？滴用或噴用在效果上有差異嗎？

- 若每天使用，滴瓶一般可用到 2~4 週。
- 滴用一般會對身體脈輪影響最直接與快速。
- 空間噴霧適合用於房間、辦公室或身邊等較大空間。

需要一天間使用中西藥品與花精時，分別要隔多少時間？

因花精通常使用酒作為保存液，建議與藥品分開時間至少 30 分鐘以上。

 想孕婦或嬰孩可以使用花精嗎？

· 提供給嬰孩、寵物或老人的對象沒有特別限制，不喜歡酒味者可將花精滴入熱水蒸發酒精後再使用。
· 可另外訂製糖球、花精霜或空間噴霧。
· 有幾款不適合孕婦使用，請洽尋花精之友確認。

 如何在病房或想給病人使用花精？對昏迷插管者可否或使用花精？

· 病房使用建議可挑選「淨化、防禦」的花精主題 (參考別冊 39 與 42 頁)。
· 適合用法擦澡、水氧機、空間噴霧等方式，使用空間噴霧來清理空間，例如：蘭花花精的天使保護傘噴霧（Angelic Canopy）、靈魂盾牌（Soul Shield）等選項。
· 需注意花精使用時不會干擾到同病房的其他人。

 花精如何用於身體上？

· 可參考花精的身體地圖來使用。
· 部分花語有解說適合的身體或脈輪區域。
· 可外滴在皮膚上不適處，或是幾個重要穴位點。
· 也可訂購花精霜或精素項鏈貼身使用。

 花精開封後如何保存？

· 開封後盡量 2 年內使用完畢。
· 稀釋瓶建議在 1 個月內用畢。
· 放置在不受電磁波與減少陽光照射的地方為佳，盡量遠離手機、電腦與螢幕至少 1 公尺的距離。
· 通常不需冷藏，冰箱環境是否乾淨也會影響。
· 需放入包包中攜帶或與旅行通關的保護，歡迎洽詢訂購電磁波防護袋。

花精心得筆記

投稿化名：　　　　　　　　記錄日期：

近期的身體或情緒狀況

家庭、伴侶 & 人際關係

家庭與童年的重要事件

選出了哪些花精

如何使用

如何選出花精

生命中重複挑戰的
模式與議題

使用的頻率
（次數、滴數）

是否加入其他療法

花精冥想時的感受意象

使用期間發生重要事件

使用花精後有帶出新議題

是否有靈感或夢境

是否有其他人
注意到你的改變

還有其他想紀錄的事

也邀請您在此創作出個人花語
我們會放在官網與其他花友分享

花精療癒禮
送給您

歡迎填入 9 格以上的心得，拍照傳給花精之友 FB
或 Line，或掃描 QRcode 線上填寫，就可獲得
「心得回饋優惠禮」。

經銷資訊
（參訪前先請預約）
名單每年更新，請至官網洽詢最新資訊

台北古亭｜彩光心鏡 Verna
（花精、彩油、人生教練）
台北市大安區羅斯福路三段 61 號 5F
FB 粉專：彩光心鏡
verna@coloretreat.com
官網：colorretreat.com
Line ID：@colorretreat

台北永康站｜平衡空間 No Age Space
（個案、試用、購買）
台北市大安區永康街 23 巷 39 號 B1
☎ 0921-128-361
FB 粉專：平衡空間 NO AGE SPACE

台北文山｜謝名宜
（花精、整復推拿、茶道、精油）
tong_wei198125@yahoo.com.tw
Line：tongwei198125

台北松山｜漫遊者文化
（花精・彩油・牌卡）
特約花精師諮詢
蝦皮服務☀日日豐盛☀
我就是我豐盛的源頭

台北大同｜VICTOR YEH
（花精、SRT、財務顧問）
Line ID：ohyeahtw
vicyeh@me.com

新北 板橋｜莊鵑瑛（小球）
（花精、占星、人類圖、塔羅）
FB 粉專／Instagram：漫漫天光

新北 深坑｜六月生花工作室
（花精、身心平衡療癒按摩、
芳療、自然野放茶）
juneblossom2017@gmail.com
FB 粉專：六月生花 June Blossom
Line ID：@kvh4528o

新北海山｜食在自在心空間 Spaco
（全系列花精、順勢、母嬰精油
遠距能量閱讀、現場能量對談）
土城區莊園街 11 號 1 樓
Line ID：@spaco
FB 粉專：食在自在心空間
蝦皮：Spaco 食在自在心空間

新北 九份｜寧靜海芳療美食民宿
（花精、芳療、藝術民宿
流浪動物救援）
☎ 0912-571-337
fdelfin@seed.net.tw

歡迎申請經銷夥伴

經銷資訊

（參訪前先請預約）

名單每年更新，請至官網洽詢最新資訊

桃園 | Monique
（神秘學講師、催眠花精頌缽音療占星與塔羅
專業教學與諮詢）
FB 粉專：Monique 的海王 sea
monique317@gmail.com

竹北、彰化 | 光悅職涯診療室
（釐清職涯困境、活出天賦人生）
Line ID：cardiffbee
FB 粉專：光悅職涯診療室

台中科博站 | 塔拉妙法療癒花園
台中市西區中美街 633 號 8 樓 -1
☎ 0939-806-928

台中朝馬站 | 泛蓋亞
（個案、試用、購買）
台中市西屯區台灣大道四段 696 號
☎ 04-2463-3376
FB 粉專：泛蓋亞 Pangaea
Line ID：@rsp0824s

台中 | 璞蓮 DimDim 自性能量工作室
（花精、牌卡、SRT、天使療法
、排列、催眠、顱薦平衡）
mallissa2004@yahoo.com.tw

水滴工作室
（花精、寧靜碰觸按摩、頭薦骨）
yuhuei68@gmail.com
Line@：qzh2899c
FB 粉專：水滴工作室

屏東 | Cindy 心緹老師
（花精、家排、自然療法)
☎ 電話：0906-672-680
Line ID：@cindy.6872

屏東 | Ninsar 薩兒
（花精·心靈芳療·牌卡
天使療法·元辰宮·前世今生)
屏東市機場北路 490 號 2 樓
Line ID：@qas8761e

花蓮站 | 佩蒂宅天然有機美舖
（花精諮詢、手工皂＆精油芳香蠟燭）
花蓮市博愛街 130 號
ee.patty@gmail.com
☎ 03-8330035

香港站 | 知活 GAIA Holistic Living
（個案、諮詢、購買）
www.gaiaholisticliving.com
香港灣仔駱克道 212 號洛洋閣 13 樓 A3 室

官網

線上學苑
（第二官網）

Line@

YouTube

Instagram

Facebook

官網	http://www.feftaiwan.com
線上學苑（第二官網）	http://www.feftaiwan.com.tw
Youtube	https://www.youtube.com/@FEF，或查詢花精之友
Facebook 粉絲頁	https://www.facebook.com/feftaiwan
Line@ID	@feftaiwan
Email	fef@HealingOrchids.tw
Instagram	https://www.instagram.com/feftaiwan/

花精查詢

11 個系列，500 個花精

A-Z 查詢

花名	品牌	手帖1	手帖2
A			
Active Serenity 活躍安穩	蘭花	21	
Achord 錨定	蘭花	21	
African Wild Olive 非洲野橄欖	非洲	63	
Agrimony 龍芽草	巴哈	101	141
Air Element 風元素花精	蘭花	21	
Amethyst 紫水晶	蘭花	21	
Ancient Myrtle 古香桃木	蘑菇	76	
Andean Fire 安地斯之火	蘭花	21	
Angelic Canopy 天使保護傘	蘭花	21	
Angel fish 天使魚	海洋		122
Angel Rocky Hill 2020 心天使麥場麥田圈	麥田		133
Alga 海藻	海洋		123
Alton Barnes 衝突之解麥田圈	麥田		132
Arnica 山金車	野花		138
Aspen 白楊	巴哈	101	141
Assimilation 深層療癒	蘑菇	76	
Astral Orchid 星際蘭花	喜馬	71	
Aura Cleansing 氣場潔淨	喜馬	71	
Aura Cleansing 氣場清理仙人掌	仙人掌		136
Aura Clean Spray 疫氣清理	蘭花		60
Authenticity 真實	喜馬	70	
B			
Baobab 猴麵包樹	非洲	66	
Base Regulator 調節根基	蘭花	22	
Beech 櫸木	巴哈	101	141
Bearded fire worm 鬍鬚螢火蟲	海洋		123
Beauty cactus 美麗仙人掌	仙人掌		136
Behold the Silence 注視靜默	蘭花	22	
Being in Grace 恩典之中	蘭花	22	
Being in Time 時間之中	蘭花	22	
Being Present 處在當下	蘭花	22	
Being Within 在內心中	蘭花		60
Beluga 白鯨	海洋		120
Berlin Spirale 德國螺旋麥田圈	麥田		133
Black Bark/ Bladder Nut 黑皮樹	非洲	63	
Bleeding Heart 淌血之心	蘑菇	76	
Bleeding Heart 淌血之心	野花		138
Blenny 鳚	海洋		122
Blue Angel 藍色天使	蘭花	23	
Blue Bell 藍鐘花	蘭花	23	
Blueberry Cactus 藍莓仙人掌	仙人掌		136
Blue Dragon 藍龍	喜馬	71	
Boundless peace 無限平靜	蘭花	22	
Borage 琉璃苣	野花		138
Brain Coral 腦珊瑚	海洋		122
Buddha's Ears 佛陀之耳	喜馬	76	
Buttercup 奶油杯 毛茛	野花		139
C			
Carnival 狂歡嘉年華	蘭花	23	
Cedar 雪松	喜馬	71	
Celebration 慶典	蘭花	23	
Celestial Defender 天空防禦	蘭花	24	
Celestial Siren 天空美人鳥	蘭花	24	
Celestial Triangle 天空三角	蘭花	24	
Centaury 矢車菊	巴哈	101	141
Centre Renewal 核心更新	蘭花	25	
Cerato 水蕨	巴哈	101	141
Chamomile 洋甘菊	野花		139
Champagne 香檳	喜馬	71	
Cherry Plum 櫻桃李	巴哈	102	142
Cherry Wood 非洲櫻桃樹	非洲	63	
Chestnut Bud 栗樹芽苞	巴哈	102	142
Chicory 菊苣	巴哈	102	142
Childrens Flower 孩童之花	喜馬	71	
Child's Play 孩戲	蘭花	25	
Chiron 凱龍	喜馬	71	
Clarity of Connection 連結清晰	蘭花	25	
Clarity of Spirit 心靈清晰	蘭花	25	
Clarifying the Shadow 明晰陰影	蘭花		60
Clarity 清晰	喜馬	70	
Clear Mind 澄明心智	蘭花	26	
Clearing & Releasing 清理與釋放	蘭花	26	
Clearing The Way / Self Belief 清理道路 / 相信自己	蘭花	26	
Clematis 鐵線蓮	巴哈	102	142
Cley Hill Warminster 創造之美麥田圈	麥田		133
Comb Jellyfish 櫛水母	海洋		121
Coming Alive 返回元氣	蘭花		61
Coming Home 返回家園	蘑菇	76	
Coming Home 回家	蘭花	26	
Compassionate Heart 慈悲之心	蘭花	26	
Core of Being 安在核心	蘭花	27	
Core Release 釋放核心	蘭花	27	

花名	品牌	手帖1	手帖2
Honeysuckle 忍冬	巴哈	103	144
Hood Coral 萼柱珊瑚	海洋		123
Hornbeam　鵝耳櫪	巴哈	104	144
Humpback Whale 座頭鯨	海洋		120
I			
Immediate Relief 緊急舒緩	蘭花	35	
Impatiens 鳳仙花	巴哈	104	145
Imphepho 非洲蠟菊	非洲		73
Inner Peace 內在平靜	蘭花	35	
Internal Cleansing 內部清理	蘭花	35	
Inner Cleansing cactus 內在清理仙人掌	仙人掌		137
Inside/Outside-Cactus 內外仙人掌	仙人掌		137
Inspiration cactus 啟發仙人掌	仙人掌		137
Iris 鳶尾	野花		139
Isan(Neem) 為山苦楝	喜馬	72	
J			
Joyous Purification 喜悅淨化	蘭花	35	
Joyful opuntia 喜悅仙人掌	仙人掌		137
Just Center 就是核心	蘭花	36	
Just Me 就是我	蘭花	35	
Julia Spiral Stonehenge 茱莉亞集合螺旋	麥田		132
K			
k9 非洲紅花	PHI		135
Karmic Calm 業力鎮靜	蘭花	36	
Kelp 綠藻	蘑菇	76	
Knight's Cloak 騎士斗篷	蘭花	36	
Knowing 了解	蘭花	36	
Kuan Yin Fluorite 觀音螢石	蘭花	36	
L			
Larch 落葉松	巴哈	104	145
Laughing Butterflies 微笑蝴蝶	蘭花	37	
Let Go 放下	喜馬	72	
Liberation/Deception 解放／欺瞞	蘭花	37	
Life Cycle Renewal 更新生命循環	蘭花	37	
Life Direction 生命方向	蘭花	37	
Life Force cactus 生命力仙人掌	仙人掌		137
Light of My Eye 眼中光芒	蘭花	38	
Light of the Soul 靈魂之光	蘭花	37	
Light Relief 輕盈減壓	蘭花		62
Lionfish 獅子魚	海洋		122
Liver Lover 愛活	蘑菇	76	
Lotus 蓮花	喜馬	73	
Love Beyond Love 超越之愛	蘭花	38	
Love cactus 愛的仙人掌	仙人掌		137
Love's Gift 愛的禮物	蘭花	38	
Love's Secret 愛的秘密	蘭花	38	
M			
Meditation 靜心冥想	蘭花		62
Messina Ajoite Quartz Crystal 藍水晶	非洲		74
Messina Hematite Quartz Crystal 赤鐵礦水晶	非洲		74
Memory Enhancer 調整記憶	蘭花	38	
Mercutio 墨古修	蘭花	38	
Messenger of the Heart 心的使者	蘭花	39	
Metal Element 金屬元素	蘭花	39	
Milkwood 牛奶樹	非洲	64	
Mimulus 溝酸漿	巴哈	104	145
Moon Child 月亮小孩	蘭花	39	
Morning Glory 牽牛花	喜馬	73	
Mullen 毛蕊花	野花		139
Mustard 芥末	巴哈	105	145
Myrsine Mystery Tree 密花樹	非洲		73
N			
Narnia Sphagnum Moss 苔蘚	蘭花	39	
Necklace of Beauty 美麗頸鍊	蘭花	39	
New Beginnings 從新開始	蘭花		62
New Vitality 新活力	蘭花	40	
Nettle 蕁麻	野花		140
Night Soul 夜魂	蘭花	40	
Nirjara 1 悟入	喜馬	72	
Nirjara 悟入二	喜馬	72	
Noble Heart Cactus 神聖之心仙人掌	仙人掌		137
O			
Ocean No.3 深海精素3號	深海		126
Ocean No.4 深海精素4號	深海		126
Ocean No.5 深海精素5號	深海		126
Ocean No.12 深海精素12號	深海		126
Ocean No.15 深海精素15號	深海		126
Ocean No.18 深海精素18號	深海		126
Ocean No.19 深海精素19號	深海		126
Oak 橡樹	巴哈	105	146
Ocean Turtle 赤蠵龜	海洋		125
Olive 橄欖	巴哈	105	146
Opium Poppy 罌粟	喜馬	72	
Orange Red Lily 橙色百合	野花		140
Orange Trickster 橘魔法師	蘑菇	77	
Orca Whale 虎鯨	海洋		121
P			
Pagoda People 塔菇家族	蘑菇	77	
Party Time 歡樂時光	蘭花	40	
Past Lives 過去前生	蘑菇	77	

花名	品牌	手帖1	手帖2
Peace 平靜	喜馬	74	
Pentagramms 五角星群麥田圈	麥田		133
Phoenix Rising 揚升鳳凰	喜馬		81
Phantom Quartz 幽靈水晶	蘭花	42	
Pine 松樹	巴哈	105	146
Pink Amazon Dolphin 亞馬遜粉紅海豚	海洋		120
Pink Flabellina 粉紅蛞蝓	海洋		124
Pink Primula 粉紅報春花	喜馬	72	
Pink yarrow 粉紅西洋蓍草	野花		140
Pilot Whale 領航鯨	海洋		120
Platbos Lion Fynbos 獅耳花	非洲	67	
Pluto 冥王星	喜馬	72	
Poseidon's Trumpet 波賽頓曼陀羅花	蘭花	41	
Portuguese-of-war 戰艦水母	海洋		121
Positive Flow 正向之流 (小幸運水)	蘭花	40	
Positive Outcome 正向成果	蘭花	40	
Potterne Field 麥毒形麥田圈	麥田		133
Protection 保護	喜馬	74	
Protective Presence 保護現前	蘭花	41	
Pure Innocence 純潔天真	蘭花		62
Purity of Heart 心的淨化	蘭花	41	
Purity of Soul 靈魂淨化	蘭花	41	
Purple Orchid 紫蘭花	喜馬	72	
Pushing Back the Night 推走黑夜	蘭花	41	
Q			
Qualle Jellyfish 水母	海洋		121
Queen of the Night cactus 夜后	仙人掌		137
R			
Rapa-nui 帕拉努伊	喜馬	73	
Radiation Protection cactus 保護波仙人掌	仙人掌		138
Radiant Light 閃耀之光	蘑菇	77	
Raising Flame 揚升火焰	蘭花	42	
Rapa-nui 帕拉努伊	喜馬	73	
Red Chestnut 紅栗花	巴哈	105	146
Red Ganesh 紅色象神	蘑菇	77	
Red Kali 紅色卡莉	蘑菇	77	
Redemption Dream 清償之夢	蘭花	43	
Release cactus 釋放仙人掌	仙人掌		138
Releasing Karmic Patterns 釋放業力模式	蘭花	43	
Renaissance 文藝復興	喜馬	73	
Renewing Life 更新生命	蘭花	43	
Repatterning 重塑	喜馬	74	
Rescue 5RQ，7RQ 急救花精	巴哈	106	149

花名	品牌	手帖1	手帖2
Revelation 啟示 (大幸運水)	蘭花	42	
Revitalise 恢復活力	蘭花	43	
Right whale 露脊鯨	海洋		121
Rhododendron Brocade Plus 錦織杜鵑 (粉紅)	蘭花	44	
Rhododendron griffithianum 錦織杜鵑 (白)	蘭花	44	
Phoenix Rising 揚升鳳凰	喜馬		81
Rising Against the Dark 揚升禦黑	蘭花		63
Rising to the Call of Beauty 回應美之召喚	蘭花	44	
Rock Alder 岩赤楊	非洲	65	
Rock Primula 岩石報春花	喜馬	72	
Rock Rose 岩玫瑰	巴哈	106	146
Rock Water 岩泉水	巴哈	106	147
Ruby 紅寶石	蘭花	44	

花名	品牌	手帖1	手帖2
Sa~Se			
Sacral Regulator 神聖椎底調節	蘭花	45	
Sacral Release 神聖椎底釋放	蘭花	44	
Saffron Wood 番紅花樹	非洲	65	
Scleranthus 線球草	巴哈	106	146
Sea Guarrie 海烏樹	非洲	65	
Sea Anemone 海葵	海洋		124
Sea Cochlea 海蝸	海洋		124
Sea cucumber 海參	海洋		124
Sea Slug 海蛞蝓	海洋		124
Sea Urchin 海膽	海洋		125
Secret Wisdom 奧秘智慧	蘭花	45	
Seeds from time 來自時間種子	蘭花	45	
Self Renewal 自我更新	蘭花	45	
Self Heal 自癒花	野花		140
Serendipity 意外珍寶	蘭花	46	
Serene Overview 寧靜之觀	蘭花	46	
Serene Power 安詳力量	蘭花	46	
Settling with a Smile 微笑放鬆	蘭花	46	
Sh~Si			
Shadow cactus 陰影仙人掌	仙人掌		138
Shadow Defense 陰影防衛	蘭花	47	
Shadow Descent 陰影降落	蘭花	47	
Shadow Facing 面對陰影	蘭花	46	
Shadow Warrior 陰影戰士	蘭花	47	
Self-esteem cactus 自尊仙人掌	仙人掌		138
Shield of Light 光之盾牌	蘭花	47	
Shiva's Crown 濕婆之冠	蘭花	48	
Shiva's Trident 濕婆三叉戟	蘭花	48	
Shungite 次石墨	蘭花		63

167

花名	品牌	手帖 1	手帖 2
Silver Ghost 銀色之魂	蘭花	48	
Silver Shadow 銀色之影	蘭花	48	
Simplicity 簡單	蘑菇	77	
Singularity 合一	蘑菇	77	
Six Pointed Star 六角星麥田圈	麥田		132
Sleep of Peace 安穩之眠	蘭花	49	
Sludge Buster 淤泥炸藥	喜馬	74	
So~Sp			
Sober Up 清醒	喜馬	72	
Soft Coral 軟珊瑚	海洋		123
Solus 獨生子女	蘭花	49	
Songline 歌之徑	蘭花	49	
Sorcerer's Apprentice 魔術師的學徒	蘭花	49	
Sorrow 釋放悲傷	喜馬	77	
Soul Dancer 靈魂舞者	蘭花	50	
Soul Shield 靈魂盾牌	蘭花	50	
Soul's Grief Release 靈魂悲傷釋放	蘭花	50	
Soul's balm 靈魂之慰	蘭花	50	
Source of Life 生命源頭	蘭花	51	
Spectrolite / Labradorite 光譜石／拉長石	蘭花	51	
Sperm Whale 抹香鯨	海洋		121
Spider Fungus 蜘蛛菇	喜馬	74	
Spike Thorn 荊棘樹	非洲	65	
Spiral 史前巨石群螺旋麥田圈	麥田		
Spiral of Light 光之螺旋	蘭花	51	
Spirit of Life 生命之靈	蘭花	52	
Spirit of the Higher Heart 更高心之靈	蘭花	51	
Spirit Path 1 2 3 靈性道途一二三	蘭花		63
Sponge 海綿	海洋		125
St~Sw			
Stairway to Heaven 天梯	蘭花		64
Stairway to Heaven 天堂之梯	蘑菇	77	
Star of Bethlehem 伯利恆之星	巴哈	106	147
Starfish 海星	海洋		124
Strength 力量	喜馬	70	
Sweet Chestnut 甜栗花	巴哈	107	147
Sympathetic (P) 副交感	蘭花	52	
Sympathetic 交感	蘭花	52	
Synergy 協力合作	蘑菇	74	
Sunflower 向日葵	野花		140

花名	品牌	手帖 1	手帖 2
T			
女性的譚崔夜 Tantric Nights for Women	喜馬		83
男性的譚崔夜 Tantric Nights for Men	喜馬		83
Temple of Light (5) 光的聖殿 5	蘭花	52	
Thoracic Alignment 挺胸調整	蘭花	53	
T1 精素	PHI		135
Ti Kouka 巨朱蕉	蘭花	54	
Totem 動物圖騰	蘭花	53	
Tracking 追尋軌跡	喜馬	73	
Transmutation 翻轉	喜馬	74	80
Transverse Coral 橫柔星珊瑚	海洋		123
True Beauty 真實之美	蘭花	54	
True Connections 真實連結	蘭花	53	
Trust 信任	喜馬	73	
Thymic Heart 心中央	蘭花		64
U			
Unconditional Love 無條件的愛	蘭花	54	
Unconditional Snuggles 無條件擁抱	蘭花	55	
Unicorn 獨角獸	蘭花	55	
Unveiling Affection 打開愛	蘭花	55	
V			
Veil of Dreams 夢之面紗	喜馬	73	
Vervain 馬鞭草	巴哈	107	148
Vine 葡萄	巴哈	107	148
Violacea Veritas 紫色真理	蘭花	55	
Vital Clarity 活力清晰	蘭花	56	
Vital Core 活力核心	蘭花	56	
Vital Defense 活力防禦	蘭花	56	
Vital Lift 活力提升	蘭花	57	
Vital Light 活力之光	蘭花	56	
Vital Spark 活力火花	喜馬	73	
Voice of Courage 勇氣之聲	蘭花	57	
WZ			
Walking to the Earth's Rhythm 大地頻行	蘭花	57	
Walnut 胡桃	巴哈	107	148
Warrior 武士	喜馬	73	
Water Violet 水堇	巴哈	107	148
Water Element 水元素	蘭花	57	
Wellbeing 幸福	喜馬	70	
Whale Song Wisdom 鯨魚之聲	非洲	66	
White Beauty 純白之美	蘭花	57	
White Chestnut 白栗花	巴哈	108	149
White Orchid 白蘭花	喜馬	73	

花名	品牌	手帖 1	手帖 2
White Pear 白梨樹	非洲	66	
White Stinkwood 樸樹	非洲	66	
White Yellow 白色西洋蓍草	野花		140
Wild Oat 野燕麥	巴哈	108	148
Wild Peach 野桃樹	非洲	66	
Wild Rose 野玫瑰	巴哈	108	149
Willow 柳樹	巴哈	108	149
Wingéd Gold 黃金翼	蘭花	57	
Wingéd Messenger 羽翼使者	蘭花	58	
Wisdom of Compassion with Gold 慈悲智慧 + 黃金	蘭花	58	
Wisdom of Compassion 慈悲智慧	蘭花	58	
Womb with a View 孕育視野	喜馬	74	
Wood Element 木元素	蘭花	58	
Zinna 百日菊	野花		140

富士山花精複方 11	手帖 1	手帖 2
防禦、淨化與更新	80	92
迎向改變與重生	80	90
陰性與陽性	80	93
力量與實現	81	93
療癒個人及集體的過去	81	93
自我肯定與認同	81	
整合靈性及物質世界	82	90
豐盛與成功	82	92
生命力	83	
美麗與調身	83	93
Prem Chivitraa（為臨終過程中帶入光明）	84	47
外用淨化（10ml、30ml）		94
10ml 單方（米醋保存 2 年）	參考官網預購	

雷光製作時空列表

唯我系列 22 個	主題	誕生時間	誕生地點	手帖 1
唯我	獨立	2010.1.1	大町及穗高神社	88
在我	培養力量	2010.3.2	法國聖米歇爾山	88
返上	交還他人力量	2010.5.26	京都鞍馬山	89
放我	無條件臣服	2010.6.21 夏至	野澤溫泉泉之神前	89
新世	開始創造新世界	2010.10.10	富士淺間神社本宮北口	89
今我	掙脫時間迷咒	2010.11.11	紐西蘭奧卡斯灣	89
開真	調頻至更高真實	2011.6.22 月食、夏至、冬至	八岳麥草坳口	90
天地合掌	在地球創立天堂	2011.9.27~29	立山玉殿的岩屋	90
我廣大也	無限之路	2011.10.28-11.11	飯繩山山頂	90
無戻	不再回頭	2011.12.22 冬至	男山山頂	90
美白冰	穿越光與暗	2011.1.12	戶隱鏡池冰上	91
白溶	突破至開悟	2012.2.22	飯繩神社奧宮前	91
獨標	絕境中完全平靜	2012.3.21 春分	西穗高岳獨標	91
光輪	神聖入口	2012.5.21 金環日食	熊野三山、神倉山千穗峰山頂	91
美神	行於美麗	2012.6.6 金星凌日	美之原高原 美之塔	92
夏田	永恆入平凡	2012.6.21 夏至	白馬村三日市場水田	92
樂空	鳥瞰心神	2012.7.18~30	法國、義大利與瑞士的勃朗峰山巒	92
大麓	高還要更高	2012.8.1~4	瑞士馬特洪峰	92
確步	一步一步	2012.9.22 秋分	三蓮華岳中間	93
大望	世界在我心	2013.3.20 春分	鬼無里大望	93
誠我	不要抵抗	2012.10.30	冠著山山頂	93
集我放光	世界的頂端	2012.12，12.21 冬至	飯綱山	93

輪花系列 11 個	主題	誕生時間	誕生地點	手帖 1
輪花	喜悅的水滴～無限喜悅	2013.5.26 滿月	長野善光寺釋迦堂	95
交響	永恆的一滴～交響樂聲	2013.12.22 冬至	東京飯田橋 3 丁目	95
女神的假期	享受完全的 OFF	2014.4.11	長野蓼科女神湖畔	95
溫柔時間	旅途中的緩息	2014.5.11 滿月	松本植原神社	95
此刻地球上	安心處在此刻的地球	2013.11.11	東京	96
璀璨星流	聽從心去行動	2014.3.21 春分	戶隱奧社寶光社	96
時空旅人	每個瞬間都是入口	2014.6.21 夏至	寢覺之床	96
覺信開光道	金黃大道	2013.6.22 夏至	富士山頂白山岳	96
柵倒自由在	無窮之域	2013.9.23 秋分	守屋山頂	97
就這樣吧	一切都很好	2014.9.9	戶隱連峰高妻山	97
這是最好的	你都已經有擁有	2014.9.23 秋分	相模原市	97

創世龍系列 6 個	主題	誕生時間	誕生地點	手帖 1
美麗之龍的心跳	純淨無瑕的你，是沒有任何人可以玷汙的	2014.11.11	黑姬山七池	98
尊貴之龍的靜眼	凌空俯視，清朗無雲的天空沒有任何阻隔，觀看下界是有趣的	2014.12.22 冬至新月	飯綱山麓	98
溫柔之龍的廣背	連綿悠久，除了我以外什麼都沒有	2015.1.13-14 二十三夜月	姨捨姥石	98
優雅之龍的大地	在渾沌中，生活之中蘊含豐饒之光	2015.3.20-22 日食春分	江之島與釜之口洞穴	98
無限之龍的萬象	我是觀察者、全知者、創造者	2015.4.4-5 月食	五里峰山頂	98
豐盛之龍的滿月	不為世俗所惑，我的內在之中藏有真理	2015.5.4-5 衛塞節滿月	長野	98

新系列	主題	誕生時間	誕生地點	手帖 2
建議兩瓶一組使用				
白龍	你不想去看看新世界嗎	2016.7.18	江之島	103
黑龍	引導願意冒險上路的人	2020.7.25	白州駒ヶ岳神社	103
道開複方	給走在洶湧大海中的人	2020.4.8	長野市戶隱五社	104
夢憩複方	安穩中打開視野	2020.6.6 阿彌陀佛如來滿月	長野市善光寺	104

新系列	主題	誕生時間	誕生地點	手帖 2
覺醒組				
獻給內在小孩的聖誕禮	回想令人興奮的瞬間	2010 年與 2015 年平安夜滿月	巴黎奇蹟之金幣聖母院	105
水眼	力量之眼看穿幻覺發現新領域	2016.3.20	諏訪水眼源流	105
水星 360°	溝通大門已全方位敞開	2016 與 2019.11.1 日本 - 地球 - 水星 - 太陽並列之日	2016.5.9-10 日本 2019.11.11-12 台灣	105
花神	現世開出花，讓枯木開花	2017.5.11	長野神代櫻	105
導	導引在我之中、你已經知道答案了	2017.12.14	奈良一言主神社	106
慈愛水滴	永恆目光看著愛深處的永恆	2018.3.5	長野	106
泰國金佛	最寶貝親愛的自己	2019.6.4	泰國金佛	106

新系列	主題	誕生時間	誕生地點	手帖 2
普	當下皆已具足	2016.4.19	仙台青麻神社	106
真伸	直向前的道途	2016.8.8-9	群馬・東京 赤城神社	106
風之輪	一切只是一場戲	2016. 中秋滿月	琉球知念岬	107
無力	完全的力量，通往永遠的我	2016.11.4-11	佐渡島	107
千尋	不要賦予恐懼力量，與恐懼同行	2017.2.26 日環食	長野	107
愛福	我是愛，快樂地漫遊於地球	2017.6.18	仙台三瀧山不動院	107
斬	解開自身枷鎖	2017.8.8	白山山頂	108
明界	認識界限，消除界限	2018.3.31-4.1	東京 - 神奈川的多摩川 河口 神奈川 - 山梨的両国橋	108
點火	點燃你的熱情吧	2018.7.28-8.5 近地球的月全食	髻山山頂	108
不動	與不動的寧靜合一	2018.8.23	岩手八幡平	108
剝	中庸澄澈的眼光	2018.9.23	淡路島月山觀音	109
未知	冒險者朝向未知前去	2019.6.6-6.9	泰國 Phraya Nakhon 穴中廟	109
自在	超越時空的永遠和平	2016.12.21-22 冬至	印尼 婆羅浮屠	109
焦點	專注中的我	2020.01.11	長野	107
展	你是擁有形體的無限存在	2020.3.14	長野	110
際	不同宇宙的介面	2020.3.14	長野	110
出現	出來現身吧	2020.5.5 水星上合日	長野蚊里田八幡宮	110
選擇	我所決定的選擇	2020.2.2	善知鳥峠	110
無分	傾聽神的聲音	2020.9.3	長野	111
無裁	是時候結束對自己的評判了	2020.9.2	野沢温泉村十王堂	111
敬讓	打開你真實之眼觀看神性	2021.2.12	長野	112
光我	歸零時發光	2021.5.26 衛塞滿月	神倉山千ヶ峰山頂	112
融解	融掉黏著	2022.1.1	長野	112
多面鏡	一起共振解放，解開誤會	2022.5.16 衛塞節滿月	四阿山長谷寺十一面 觀音	112

花精之友03　PE0203

新銳文創
INDEPENDENT & UNIQUE　花精之友應用手帖2

作　　　者	花精之友、張之芃
責任編輯	鄭伊庭
圖文排版	吳咏潔
封面設計	吳咏潔

出版策劃	新銳文創
發 行 人	宋政坤
法律顧問	毛國樑　律師
製作發行	秀威資訊科技股份有限公司
	114 台北市內湖區瑞光路76巷65號1樓
	電話：+886-2-2796-3638　傳真：+886-2-2796-1377
	服務信箱：service@showwe.tw
	http://www.showwe.com.tw
郵政劃撥	19563868　戶名：秀威資訊科技股份有限公司
展售門市	國家書店【松江門市】
	104 台北市中山區松江路209號1樓
	電話：+886-2-2518-0207　傳真：+886-2-2518-0778
網路訂購	秀威網路書店：https://store.showwe.tw
	國家網路書店：https://www.govbooks.com.tw

出版日期	2023年6月　BOD一版
定　　價	720元

國家圖書館出版品預行編目（CIP）資料

花精之友應用手帖. 2/張之芃, 花精之友著. --
一版. -- 臺北市：新銳文創, 2023.06
面；　公分
BOD版
ISBN 978-626-7128-96-1(平裝)

1.CST: 芳香療法 2.CST: 香精油

418.995　　　　　　　　　112004683